AF384433

BIBLIOTHÈQUE DE L'ÉCOLE MODERNE

PUBLIÉE SOUS LA DIRECTION DE

MM. Gaston BONNIER et A. SEIGNETTE

Hygiène

ET

Tuberculose

À L'USAGE

DES ÉCOLES ET DES FAMILLES

PAR

Le Docteur DECOUDIER
EX-MÉDECIN-INSPECTEUR
POUR LA PROTECTION DU PREMIER ÂGE

Mme H. BILIÈRE
DIRECTRICE D'ÉCOLE À LIMOGES
MEMBRE DU CONSEIL DÉPARTEMENTAL
DE LA HAUTE-VIENNE

PARIS

LIBRAIRIE GÉNÉRALE DE L'ENSEIGNEMENT

1, RUE DANTE, Ve ARRt

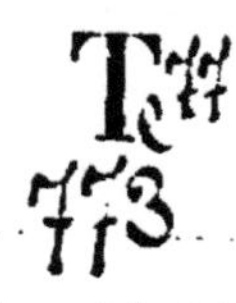

BIBLIOTHÈQUE DE L'ÉCOLE MODERNE

PUBLIÉE SOUS LA DIRECTION DE

MM. Gaston BONNIER et A. SEIGNETTE

Hygiène

ET

Tuberculose

A L'USAGE

DES ÉCOLES ET DES FAMILLES

PAR

Le Docteur DECOUDIER
EX-MÉDECIN-INSPECTEUR
POUR LA PROTECTION DU PREMIER AGE

Mme H. BILIÈRE
DIRECTRICE D'ÉCOLE A LIMOGES
MEMBRE DU CONSEIL DÉPARTEMENTAL
DE LA HAUTE-VIENNE

PARIS

LIBRAIRIE GÉNÉRALE DE L'ENSEIGNEMENT

1, RUE DANTE (Ve ARRt)

Dédié a Monsieur **LABUSSIÈRE**

DÉPUTÉ, MAIRE DE LIMOGES

dont le discours du 1er Août 1901,
aux Médecins congressistes, réunis à l'Hôtel de Ville
de Limoges, a inspiré ce modeste travail.

Limoges, le 1er Juillet 1903.

H. BILIÈRE,
Directrice d'École à Limoges,
Membre du Conseil départemental
de la Haute-Vienne.

DOCTEUR L. DECOUDIER,
Ex-Médecin-Inspecteur
pour la protection du premier âge.

Zoologie à l'usage *des Écoles normales et des Écoles primaires supérieures* (L'Homme, les différents groupes d'animaux), par M. Gaston BONNIER, membre de l'Institut. Un volume de plus de 276 pages, cartonné, avec 135 figures (*Vient de paraître*). **1 fr. 75**

Botanique à l'usage *des Écoles normales et des Écoles primaires supérieures* (Les organes de la plante et leurs fonctions, les différents groupes de plantes, plantes et cultures caractéristiques des diverses régions du globe), par le même auteur. Un volume de plus de 318 pages, cartonné, avec 619 figures (*Vient de paraître*).. **1 fr. 75**

Géologie à l'usage *des Écoles normales et des Écoles primaires supérieures* (Les roches, modifications actuelles des terrains, formation des terrains anciens, principales périodes géologiques), par le même auteur. Un volume de plus de 218 pages, cartonné, avec 283 figures et une carte géologique en couleurs (*Vient de paraître*)............................ .... **1 fr. 75**

Petite Histoire naturelle et premières notions d'Hygiène pour la préparation au *Certificat d'Études* (Premières notions sur l'homme, animaux, végétaux, pierres et terrains), par le même auteur. Un volume de plus de 250 pages, cartonné, avec 231 figures (*Vient de paraître*).................................... **1 fr. 50**

Histoire naturelle et Hygiène pour *le Brevet élémentaire et les Écoles primaires supérieures* (Étude de l'homme, Hygiène, Zoologie, Botanique et Géologie élémentaires), par le même auteur. Un volume de plus de 400 pages, cartonné, avec 530 figures dans le texte. Nouvelle édition................................. **2 fr. 75**

Cours complet d'Histoire naturelle pour *le Brevet supérieur, les Écoles primaires supérieures, les Écoles d'Agriculture, les Écoles vétérinaires*, etc. (Anatomie et Physiologie de l'homme, Zoologie, Botanique, Géologie), par le même auteur. Un volume de plus de 654 pages avec 847 figures dans le texte et une carte géologique en couleurs. Nouvelle édition, reliure anglaise.. **4 fr.**

Petite Flore pour la détermination facile des espèces les plus communes, précédée de notions de Botanique, avec 898 figures, à *l'usage des élèves de toutes les Écoles*, par MM. G. BONNIER et G. de LAYENS. Un volume in-12, cartonné. Nouvelle édition.... **1 fr. 50**

(Cet ouvrage a été recommandé par le Ministère de l'Instruction publique)

CIRCULAIRE

CONCERNANT

LA PROPHYLAXIE DE LA TUBERCULOSE DANS LES ÉCOLES

(du 20 octobre 1902)

Monsieur le Recteur,

La commission instituée au Ministère de l'Instruction publique en vue d'étudier les mesures à prendre pour éviter la contagion de la tuberculose dans les établissements publics d'enseignement, a émis les vœux suivants :

1º Que des instructions concernant la prophylaxie de la tuberculose dans les écoles soient portées à la connaissance de toutes les autorités préposées par les lois et règlements à la direction, à l'inspection, à la surveillance de tous les établissements d'instruction, à quelque ordre qu'ils appartiennent;

2º Qu'une affiche indiquant les notions élémentaires sur la préservation contre la tuberculose dans les écoles soit envoyée à tous les chefs d'établissement d'instruction publique et posée, par leurs soins dans les classes, études et lieux de réunion ; que la même affiche soit également mise à la disposition de tous les directeurs d'établissements privés ou libres.

J'ai adopté ces vœux et j'ai pris, en conséquence, les dispositions suivantes :

• 1º Dans tous les internats primaires ou secondaires, chaque élève aura une fiche sanitaire contenant les indications suivantes : le poids corporel, la taille et le périmètre thoracique. Ces indications devront être consignées, tous les trois mois, à date fixe.

Ces fiches seront tenues au courant et conservées par le médecin de l'établissement;

2º J'ai adopté les mesures proposées par la Commission, elles sont énumérées et développées dans une instruction qui devra être mise à la disposition des directeurs de tous les établissements scolaires publics ;

3º Enfin, j'ai décidé qu'une affiche contenant des prescriptions relatives à l'hygiène individuelle et à la salubrité des locaux scolaires devra être apposée dans les classes, études et lieux de réunion de tous les établissements publics d'enseignement. •

L'ensemble de ces mesures contribuera, je n'en doute pas à prévenir la contagion de la tuberculose dans les écoles et à préserver les maîtres et les élèves contre les atteintes d'une maladie qui cause tant de ravages.

Je compte sur la sollicitude du personnel pour assurer l'exécution de ces prescriptions, et je vous demande, Monsieur le Recteur, de veiller avec le plus grand soin à leur stricte observation.

Vous voudrez bien m'accuser réception des documents ci-joints et m'adresser, dans le courant de décembre prochain, un rapport me faisant connaître comment mes instructions ont été suivies.

Recevez, Monsieur le Recteur, l'assurance de ma considération très distinguée.

Le Ministre de l'Instruction publique.

Signé : **J. CHAUMIÉ.**

MINISTÈRE DE L'INSTRUCTION PUBLIQUE ET DES BEAUX-ARTS
DIRECTION DE L'ENSEIGNEMENT PRIMAIRE

PRÉSERVATION

CONTRE

LA TUBERCULOSE

La tuberculose ou phtisie est une maladie grave que l'on peut éviter :

1º Par la salubrité de l'habitation ;
2º Par une bonne hygiène individuelle.

I. — SALUBRITÉ DE L'HABITATION.

Il est nécessaire d'aérer les salles de classe ou d'étude en ouvrant largement, et en toutes saisons, les portes et les fenêtres, durant l'intervalle des heures de classe.

Il est absolument interdit d'épousseter et de balayer à sec, on doit toujours balayer avec de la sciure humide, ou nettoyer avec un linge humide.

Il est défendu de cracher à terre.

II. — HYGIÈNE INDIVIDUELLE.

La propriété personnelle est la première règle de l'hygiène.

La toilette complète du corps doit être faite chaque jour avec le plus grand soin.

Les mains doivent être lavées avant chaque repas.

Il est malpropre et dangereux de porter à la bouche des objets qui ont pu servir à d'autres : crayons, porte-plumes, ardoises, instruments de musique ; de tourner les pages des livres avec les doigts humectés de salive, de se servir du mouchoir d'un camarade.

On ne doit jamais boire ni alcool, ni liqueurs ; l'alcool prédispose à la tuberculose.

On ne doit faire qu'un usage modéré du vin, de la bière ou du cidre.

AVANT-PROPOS

Après nos désastres, en 1871, il n'y eut qu'un cri en France, pour dire: « C'est par l'école qu'il faut relever la patrie déchue ». L'école a fait son œuvre.

Aujourd'hui qu'une terrible maladie décime la société, les regards se tournent de nouveau vers l'école, parce que c'est là, en effet, que se trouve le salut.

Voilà pourquoi nous publions les *Moyens pratiques d'éviter la tuberculose dans les écoles et dans les familles.*

Ces moyens, nous les avons exposés dans une Conférence faite le 30 janvier 1902 au personnel enseignant de la Haute-Vienne, sous les auspices de M. Alengry, docteur ès lettres, inspecteur d'Académie à Limoges.

A la fin de la Conférence, M. Gourdon, inspecteur primaire, officier de l'Instruction publique, qui présidait en l'absence de M. Alengry empêché, s'exprima ainsi:

« Je crois être l'interprète de toute l'assemblée en remerciant notre ami le Dr Decoudier, de la belle et intéressante conférence qu'il vient de nous faire, et en lui demandant de nous la remettre, afin qu'elle soit insérée au *Bulletin départemental*, pour le plus grand profit du personnel enseignant ».

C'est à ce personnel qu'il appartient d'utiliser notre publication et de lui faire produire les résultats désirables.

Nous espérons que notre confiance ne sera pas déçue. La *tuberculose* trouvera dans la jeunesse et dans le personnel des écoles des adversaires résolus qui lui porteront de redoutables coups.

PREMIÈRE PARTIE

CHAPITRE PREMIER

I. — IL FAUT PRÉVENIR LE MAL

« Il est bien beau de guérir le mal, mais il est encore plus beau de le prévenir, » disait M. Labussière, député, maire de Limoges, aux médecins congressistes réunis le 1er août 1901 à l'hôtel de ville du chef-lieu de la Haute-Vienne.

Que d'enfants et de mères, que de travailleurs seraient conservés à leur famille et à la société, si chacun faisait ce qu'il faut pour prévenir le mal!

Que de larmes, de deuils et de ruines seraient évités si l'amour des plaisirs, les abus de tous genres ne dominaient pas la volonté humaine!

Cependant 60 000 Anglais, 90 000 Allemands et 150 000 Français meurent tous les ans de la tuberculose!

Si, à ces 300 000 décès pour trois puissances de l'Europe seulement, on ajoutait le nombre de tous ceux que la tuberculose enlève chaque année dans tous les pays du globe, on aurait un total effrayant!

Aucune guerre n'a jamais fait autant de victimes!

En présence d'un mal qui menace toutes les classes de la société, et surtout les enfants, il faut étaler le danger sous tous les yeux, il faut ensuite faire connaître à tout le monde les moyens les plus pratiques pour prévenir la terrible maladie.

Dans ce but, nous avons écrit ce petit volume, qui est spécialement destiné aux écoles, point de départ de la lutte contre la tuberculose.

II. — COMMENT ON PEUT PRÉVENIR LA TUBERCULOSE

Pour prévenir la tuberculose, il y a deux sortes de moyens : les uns sont d'ordre général, les autres, d'ordre privé.

Lés moyens d'ordre général sont du domaine des pouvoirs publics : ils consistent en assainissement des villes et des logements insalubres, désinfection des locaux et des objets dans les épidémies et pour les maladies contagieuses, constructions et aménagements des écoles, casernes, hôpitaux, ateliers et manufactures, installations de crachoirs, etc.

Les moyens d'ordre privé ne dépendent que de nous : tels sont l'alimentation, le vêtement, le logement, la propreté, le surmenage, l'alcoolisme, l'abus du tabac, en un mot, tout ce qui est relatif à l'hygiène individuelle.

Or, puisque les pouvoirs publics ne négligent rien pour assurer la prophylaxie des maladies contagieuses et de la tuberculose en particulier, il est du devoir de chacun de nous d'user des moyens à notre portée pour nous mettre à l'abri des atteintes du terrible fléau.

Comme le public est routinier, qu'il attend que le progrès vienne à lui, il est indispensable de donner à la jeunesse des écoles des renseignements pratiques, des notions d'hygiène qui sont à la santé ce que les règles de grammaire sont au langage et les principes d'arithmétique à l'art de calculer.

Si nos jeunes écoliers et nos charmantes écolières acquéraient durant leur scolarité des connaissances en hygiène, comme ils en acquièrent en lettres et en sciences, la santé publique serait sensiblement améliorée.

III. — HABITUDES A PRENDRE

Pour confirmer la nécessité qu'il y a de faire prendre de bonne heure des mesures de prophylaxie, contre les maladies, à la jeunesse des écoles, il nous suffira de citer le passage ci-après publié par la *Gazette des Hôpitaux*, dans son numéro du 14 novembre 1901.

« M. Perrier, chirurgien en chef de la Compagnie des Chemins de fer du Nord, a relevé la statistique suivante : on a installé des crachoirs à la gare du Nord; on a chargé un employé de compter le nombre de voyageurs qui crachaient dans ces crachoirs : or, voici les chiffres intéressants constatés par cet employé :

« Le 18 octobre, de 5 heures du soir à 5 h. 30, il est passé devant ces crachoirs 940 personnes, sur lesquelles 11 ont craché par terre et 3 dans les crachoirs.

« Le 19 octobre, en une demi-heure, 860 voyageurs ont circulé en cet endroit; 19 ont craché par terre et 2 dans les récipients.

« Le lendemain, en un quart d'heure, 1280 personnes ont passé devant les crachoirs, personne n'y a eu recours, tandis que 12 crachaient par terre.

« On voit par ces chiffres qu'il faudra encore bien du temps, dit la *Gazette des Hôpitaux*, avant qu'une crainte salutaire de la poussière des crachats ait pénétré dans l'esprit des masses. »

Nous ajouterons que c'est à nos enfants qu'il faut donner « cette crainte salutaire de la poussière des crachats », et, pour cela, commencer dès l'école maternelle, en continuant par les écoles publiques des divers degrés.

QUESTIONS. — Quels sont les moyens d'ordre général qui peuvent servir à prévenir la tuberculose? — Quels sont les moyens d'ordre privé? — Quel est le devoir de chacun? — Quelles sont les habitudes qu'il faut prendre? — Pourquoi installe-t-on des crachoirs? — Quelles réflexions vous suggèrent les statistiques données par la *Gazette des Hôpitaux*.

SUJETS DE DEVOIRS. — 1° Dans une lettre à une amie dites-lui quelles sont les victimes de la tuberculose et, en présence d'un mal si grand, ce qu'il est bon de faire pour le prévenir. — 2° Dans votre école on a établi dans chaque classe un petit cahier avec cette inscription : « L'hygiène, conseils, moyens pratiques pour conserver sa santé ». Vos compagnes et vous-même très heureuses de cette innovation écrivez à votre maîtresse pour la remercier de ses leçons sur l'hygiène, de sa sollicitude prévoyante, qui, en vous assurant une bonne santé, vous procure le plus grand des biens; et dites-lui ce que vous ferez pour répondre à l'intérêt qu'elle vous témoigne.

PENSÉES. — Quelle reconnaissance ne devons-nous pas à nos parents, à nos maîtres, qui par leurs conseils et leurs tendres soins nous préparent une bonne santé. — La santé est un bien précieux; on ne l'apprécie qu'après l'avoir perdu. — La santé doit être cependant le mieux gardé de tous les trésors, car sa perte est irréparable.

CHAPITRE II

LA TUBERCULOSE

La tuberculose est une maladie infectieuse, contagieuse, inoculable; elle frappe tous les âges, mais elle est surtout « l'apanage de la jeunesse, » a dit M. Dieulafoy.

Cette maladie atteint tous les organes, et le bacille découvert en 1885 par le docteur Koch se fixe en premier lieu sur les points affaiblis de l'organisme.

Chez les enfants, on rencontre la tuberculose sous les noms de broncho-pneumonie, méningite, carreau, mal vertébral, etc. Chez les adultes, on la voit exercer ses ravages dans la phtisie pulmonaire, la péritonite tuberculeuse, le lupus, etc.

C'est un médecin français, Laënnec, qui le premier a fait la description des lésions de la phtisie pulmonaire, et c'est un autre médecin français, Villemin, qui, en 1865, démontra que la tuberculose est « une maladie virulente, infectieuse et inoculable ».

Au Congrès médical de Londres 1901, le D' Koch a produit une grande sensation lorsqu'il a déclaré que la tuberculose n'est pas transmise par les bovins à l'espèce humaine, comme on l'avait cru jusqu'alors.

La tuberculose qu'on a surnommée « la grande meurtrière » est pour l'enfant la maladie de l'hérédité, du refroidissement, du manque de soins. Beaucoup de mères désertent la maison pour les emplois publics, les professions libérales, les travaux des ateliers, au grand détriment des devoirs si naturels et si doux de la maternité.

Pour l'écolier, c'est la conséquence des grandes agglomérations qui vicient rapidement l'air des salles d'école; de l'encombrement qui favorise la contagion, et de la vie d'internat qui enlève aux enfants la faculté de crier, de se mouvoir à leur guise, sous le soleil ou en plein air.

Pour la jeune fille, c'est le résultat de la coquetterie personnelle, stimulée par la vanité d'une mère, qui veut à sa fille la taille la plus fine de la ville ou des environs; c'est le mal pris au sortir des bals, ou causé par les privations qu'on s'impose pour briller par la toilette, pour satisfaire à la mode. Pour le jeune homme, c'est le résultat des sentiments divers qui le portent à goûter les charmes trompeurs de la pipe ou du cigare, des liqueurs de marque ou des vins de haut cru.

Pour la jeunesse des campagnes qui émigre vers les villes, c'est l'affection que déterminent les déceptions, le mauvais air, l'ennui, le séjour dans les locaux mal éclairés, les veilles, les mauvaises fréquentations, etc.

Pour les mères, c'est l'affaiblissement occasionné par des allaitements répétés ou trop prolongés, l'excès de travail dans le ménage ou au dehors.

Pour le prodigue, c'est le terme fatal de cette soif insatiable de dépenser son or, et de boire à profusion aux sources mêmes les plus impures.

Pour l'avare, c'est la suite de son amour immodéré de l'argent qui le porte à se priver lui-même et à priver ses enfants.

La tuberculose c'est pour le riche la fin des fêtes ininterrompues, des plaisirs illimités. Pour le pauvre, c'est la dernière étape du travail mal compris, de l'abus des boissons et de la misère humaine.

Pour la plupart, c'est la résultante d'une mauvaise alimentation, du laisser-aller, cette plaie de tous les temps, et pour tous c'est le mal du manque de sollicitude bien comprise pour la santé.

QUESTIONS. — Qu'est-ce que la tuberculose? — Sous quels noms rencontre-t-on la tuberculose chez les enfants, chez les adultes? — Quelles sont les causes de la tuberculose pour l'écolier, la jeune fille, la jeunesse des campagnes, pour les mères, les riches, etc. — Qu'ont démontré Laënnec et Villemin?

DEVOIRS. — 1° Que pensez-vous d'une jeune fille coquette qui sacrifie sa santé au désir de plaire. — 2° Un jeune homme tourmenté par l'ambition quitte un jour son village, sa famille pour venir chercher fortune à la ville; racontez ses aventures, sa fin si triste et prématurée.

PENSÉES. — Heureux l'homme des champs s'il connaît son bonheur. — Virgile dans ses églogues a célébré en des chants immortels la joie, la paix que l'on goûte à la campagne; ce que le doux poète de l'Italie disait il y a 1800 ans est toujours vrai; c'est au sein de la belle nature que l'on retrouve la paix du cœur, le calme de l'esprit et que l'on puise une force nouvelle pour remplir utilement sa tâche dans la vie.

CHAPITRE III

CAUSES DE CONTAGION ET DE PROPAGATION

C'est par les voies respiratoires que le bacille se transmet le plus fréquemment d'un malade à un sujet sain. Le microbe peut aussi être introduit dans l'économie par inoculation.

La propagation de la maladie est due à l'encombrement dans les casernes, écoles, grands magasins, fabriques, logements trop étroits, etc. Elle se fait aussi par les poussières mélangées à l'air et inhalées, avec lui, par le manque de propreté, les piqûres d'objets ou instruments infectés, etc.

La généralisation de la maladie se fait plus rapidement dans les poumons que dans le tissu osseux.

La contagion et la propagation de la tuberculose est, en outre, le résultat de certaines habitudes.

Ne voit-on pas, en effet, les nourrices et les mamans, même les plus soucieuses de la santé de leurs enfants, porter la cuillère à leur bouche avant de la présenter aux nourrissons pour les faire boire ou pour les faire manger ?

Or, si la mère ou la nourrice sont tuberculeuses à leur insu, ne propagent-elles pas la maladie sans le vouloir ?

Beaucoup de personnes n'embrassent-elles pas les enfants sur la bouche, sans se préoccuper si elles ne déposent pas des germes morbides sur les lèvres de ceux à qui elles donnent de si tendres baisers ?

Les crayons et porte-plumes que nous prenons souvent entre les dents, ne passent-ils pas ensuite entre les mains d'un garçonnet ou d'une jeune fille qui vont enlever avec leurs lèvres roses le dangereux bacille qu'une autre personne y aura déposé ?

Ne voit-on pas, dans les écoles, des enfants lécher les uns après les autres, pour les nettoyer, les ardoises qu'on leur met entre les mains ?

Les livres qui sont fournis gratuitement aux élèves, ne circulent-ils pas de l'école à la maison où des mains de malades ou de convalescents les infectent peut-être ?

Dans les familles, à la campagne surtout, tous les membres

d'un même ménage ne boivent-ils pas à la même cruche et au même gobelet, sans se soucier de la contagion ?

Enfin, malgré les pressantes recommandations faites par l'Académie de médecine, beaucoup de gens ne continuent-ils pas à cracher par terre, et les crachats, en se desséchant, ne se mêlent-ils pas à l'air que nous respirons ?

QUESTIONS. — Comment se transmet le bacille de la tuberculose ? — A quoi est due la propagation de la maladie ? — Où se fait surtout la généralisation de la maladie ? — Quelles sont les mauvaises habitudes qu'il faut éviter ; faites-en l'énumération ? — Que font les crachats en se desséchant ?

DEVOIRS. — 1° Vous avez essayé pendant huit jours de faire une propagande active contre la tuberculose ; citez toutes les occasions qui se sont présentées, vous permettant de donner un bon conseil conforme aux lois de l'hygiène. 2° — Une élève qui avait la mauvaise habitude de cracher à terre a été sévèrement grondée par sa maîtresse. Racontez le fait et reproduisez en la faisant parler la gronderie de la maîtresse.

PENSÉES. — Ne négligeons aucune occasion de donner un bon conseil, un bon exemple qui puissent servir à la santé morale et physique de ceux qui nous entourent. — Quels regrets doit éprouver celui qui, retenu par le respect humain ou par une indifférence coupable, a négligé, alors qu'il était le plus instruit ou le plus favorisé, de donner à son semblable un bon conseil ou un bon exemple.

CHAPITRE IV

IL FAUT ÉVITER LA TUBERCULOSE

Puisque nous ne naissons pas tuberculeux, mais que nous le devenons, n'est-ce pas un devoir social, pour tout le monde, de mettre en pratique les moyens susceptibles d'éviter l'implacable maladie ?

Tant que les muqueuses des voies respiratoires sont en bon état, elles préservent l'organisme de la contagion, mais, si une érosion se produit sous une influence quelconque, le microbe pénètre dans les poumons, y pullule et y commet ordinairement de graves désordres.

Ne seraient-ils pas coupables les écoliers et les écolières, qui connaissant les moyens de prophylaxie contre le mal, ne les observeraient pas pour s'en préserver ?

Quiconque ne soigne pas sa santé aussi bien qu'il le peut, manque à ses devoirs envers lui-même, envers la société et envers la patrie.

Chacun de nous a, en effet, un rôle à remplir dans le monde, et le rôle le plus modeste n'est pas toujours le moins utile. Si, par notre faute, nous ne nous acquittons pas de notre mission, si humble soit-elle, nous ressemblons aux débiteurs qui ne payent pas leurs dettes.

Celui qui devient malade par sa faute, n'est-il pas comparable à l'avare qui enfouit son trésor? Tous les deux ne perdent-ils pas, l'un le revenu de son argent, l'autre le fruit de son travail?

Le tuberculeux est toujours à charge à lui-même et souvent aux autres. Il est, en outre, un danger pour ceux qui l'entourent ou pour ceux qui l'approchent. A tous les points de vue, nous devons donc nous préserver de la tuberculose.

Les mesures de prophylaxie sont faciles à observer pour tous ; cependant il y aura longtemps des indifférents ou des récalcitrants qui passeront outre. C'est à ceux qui voudront que leur santé, ou celle de leurs enfants, puisse rester indemne de toute contagion, comme le vêtement de Charlemagne restait sans accroc à travers les buissons, de donner à leur organisme la force de résister au mal ou de lutter avec succès contre lui.

QUESTIONS. — Quel est le devoir social de chacun en face de la tuberculose ? — Pourquoi est-il important que les muqueuses des voies respiratoires soient en bon état ? — Que faut-il penser de celui qui devient malade par sa faute ? — Est-il difficile d'observer les mesures de prophylaxie contre la tuberculose ? — Pourquoi devons-nous soigner notre santé ?

DEVOIRS. — 1° Une jeune fille qui n'a pas voulu suivre les conseils de ses parents et de sa maîtresse, et qui, insouciante de sa santé, comptant sur sa jeunesse, a commis de nombreuses imprudences, tombe malade ; dites ses regrets, son désespoir, la douleur de sa famille.

PENSÉES. — Ne bravez pas le mal, ne comptez pas sur votre jeunesse pour vaincre ses atteintes. Souvent il s'attaque aux plus forts, toujours aux plus imprudents. — A la Tuberculose qui nous guette, opposons un rempart de bonnes habitudes morales ; la vertu, mieux peut-être que la science, nous met à l'abri de ses coups.

CHAPITRE V

ROLE DES MÈRES DE FAMILLE

Oui, il faut que notre constitution puisse résister au mal comme les solides forteresses résistent aux attaques de l'ennemi.

Qui, mieux que la mère de famille, peut fortifier son propre organisme, celui de son mari et de ses enfants ? N'est-elle pas le ministre de l'intérieur, qui commande et sait, quand elle veut, se faire obéir ?

N'est-ce pas la mère de famille qui assure « la régularité des repas », le choix et la variété des aliments ? n'est-ce pas elle qui maintient l'ordre et la propreté dans la maison ? qui pourvoit au linge et au vêtement, en un mot qui dirige le ménage.

La mère de famille qui suit d'un œil attentif les faits et gestes de ses enfants, qui est la confidente de leurs peines et de leurs joies, remplit un beau rôle ici-bas.

L'enfant est porté à imiter tout ce qu'il voit. C'est surtout aux côtés de sa mère, en la regardant, en l'imitant, qu'il doit puiser le sentiment de la vertu

Ne dépend-il pas de la mère de famille que le père et les enfants se plaisent autour d'elle, préfèrent leur intérieur au cabaret et même au cercle, où l'argent disparaît avec la santé ?

. N'est-ce pas à la mère de famille de veiller aux bonnes habitudes de ses enfants et de leur inspirer les sentiments de pudeur et d'honnêteté, de leur faire connaître les préceptes d'hygiène qui sont la base d'une bonne santé ?

Beaucoup de parents prétextent de leur ignorance, de ce que, ils n'ont pas appris toutes ces choses qui préviennent le mal. Il ne faut pas que la jeunesse de nos jours puisse en dire autant plus tard.

Voilà pourquoi il est nécessaire de donner aux enfants des écoles des connaissances élémentaires et pratiques sur l'alimentation, le vêtement, le logement, la propreté, l'alcoolisme, le surmenage, etc.

QUESTIONS. — Quel est le rôle de la mère de famille? — Comment doit elle diriger sa maison? — Quels sentiments un enfant doit-il avoir pour sa mère? — Quels sentiments doit-il puiser près d'elle? — Quelle importance les bonnes habitudes ont-elles sur la santé? — Que disent certains parents pour excuser leur ignorance en hygiène? — Cela n'impose-t-il pas le devoir de donner aux enfants les connaissances élémentaires et pratiques sur l'alimentation, le vêtement, etc.?

DEVOIRS. — 1º Faites le tableau réjouissant d'un intérieur où règnent la bonne humeur, l'ordre, la régularité, et par conséquent la santé. — 2º Quelle est la noblesse du rôle que remplit ici-bas une bonne épouse, une bonne mère; quels sentiments vous inspire un intérieur où une femme bonne et vertueuse se dévoue pour le bonheur de ceux qui l'entourent.

PENSÉES. — Une bonne mère est le chef-d'œuvre de la nature. L'asile le plus sûr est le sein d'une mère. — Prévenir le mal, souvent c'est l'empêcher de venir. — Béni soit celui qui nous aura appris à être prévoyant.

CHAPITRE VI

IL FAUT SURVEILLER NOTRE SANTÉ

Les occupations, les affaires ou les plaisirs ne nous donnent guère le temps de songer à notre santé ou à celle de nos enfants. Cependant, lorsque nous voyons nos proches ou nos amis disparaître de ce monde, nous sommes envahis par l'inquiétude et nous nous demandons si nous n'avons pas nous-même ou quelqu'un des nôtres, quelque tare héréditaire ou acquise et si la maladie ne va pas nous surprendre.

Mais, nous sommes bientôt ressaisis par le tourbillon de l'existence qui dissipe nos appréhensions jusqu'à ce qu'un nouvel événement vienne réveiller nos craintes et nous rappeler la fragilité de la vie.

Sans doute, il ne faut pas toujours s'alarmer pour un rhume de saison, pour une indisposition éphémère; mais, si la toux devient tenace, si le malaise ne cède pas, en un mot, si les troubles de santé persistent malgré les petits soins que sait donner toute mère de famille, eh bien! il ne faut pas faire la sourde oreille, et attendre qu'il soit trop tard pour prévenir le mal ou pour le guérir.

Quelques maladies, comme la pneumonie franche éclatent brusquement, en pleine santé, sans qu'il soit possible de les prévoir à l'avance; mais, il en est d'autres, telles que la tuberculose, dont le début est insidieux, qui s'installent d'ordinaire sans bruit, qui existent à l'état latent et qui se présentent avec des caractères si mal définis, que « c'est le malade plutôt que la maladie qu'il faut deviner (1) ».

Ce sont ces états pathologiques, qui ne sont plus la santé et qui ne sont pas encore la maladie, qu'il convient de soigner chez les enfants.

De même que les perturbations atmosphériques nous sont prédites par les variations du baromètre, le vol des oiseaux ou les nuages du firmament, de même aussi, la plupart des maladies s'annoncent par des troubles de l'organisme tels que : mauvais appétit, sommeil agité, dépérissement progressif, changement d'humeur qu'une mère vigilante ne laisse point passer inaperçu.

Au lieu de gronder ou de punir un enfant qui nous semble paresseux, qui devient maussade ou qui est turbulent, capricieux, volontaire, il y a lieu de le soigner d'abord, car une longue expérience nous a convaincus que pas un jeune garçon ou une jeune fille n'est indolent pour son plaisir ou désagréable de parti pris.

C'est par des soins bien compris, bien dirigés qu'on donne aux enfants une santé bien assise, qui leur permet d'entreprendre de fortes études, de les mener à bonne fin, sans fatigue excessive, sans troubles cérébraux.

C'est par des soins donnés à temps et à propos, selon les besoins, les cas et les circonstances, qu'on peut chez les enfants prévenir la tuberculose, l'enrayer et même la guérir.

QUESTIONS. — Quels sentiments éprouvons-nous en voyant nos proches frappés brusquement par la maladie ? — Doit-on attendre que le mal soit déclaré pour le guérir ? — Quel est le devoir d'une bonne mère de famille ? — Quels sont les signes avant-coureurs d'un mauvais état de santé ? — Que faut-il faire pour prévenir le mal ? — Quels avantages procure à un enfant une santé bien assise ?

(1) Durand. Discours à la distribution des prix de l'École de médecine de Limoges.

DEVOIRS. — 1° Vous êtes la sœur ainée, quelles sont les précautions que vous prenez en toute saison pour préserver vos petits frères des rhumes, bronchites, maux de gorge? — Quelle est votre satisfaction en voyant qu'ils répondent bien à vos soins et ont de bonnes joues et une figure éveillée; où trouvez-vous votre récompense? — 2° Une de vos amies pour mettre une toilette neuve ne craint pas, malgré le temps incertain, de laisser son gilet de laine; elle attrape un bon rhume qui l'oblige à garder la chambre pendant huit jours. —Quelles sont ses réflexions pendant ce repos forcé? — Quelles résolutions prend-elle?

PENSÉES. — Il n'est jamais trop tard pour bien faire, mais souvent, quand on a trop attendu, le mal est devenu irréparable. Aussi faut-il rechercher toutes les occasions de nous préserver de ses atteintes.

DEUXIÈME PARTIE

CHAPITRE VII

MOYENS PRATIQUES D'ÉVITER LA TUBERCULOSE
L'ALIMENTATION

L'alimentation est chose capitale pour la santé. Elle occupe pourtant si peu de place dans l'éducation, que beaucoup de jeunes femmes sont très empruntées, quand il s'agit de se mettre à l'œuvre, pour les repas du ménage ou la panade du premier bébé.

Mettre les jeunes filles en garde contre les dangers des ustensiles en plomb, des substances avariées ou falsifiées, leur faire connaître les aliments les plus propres à l'alimentation, ainsi que la manière de les accommoder, c'est servir la santé publique.

Le cadre de ce livre ne nous permet pas de traiter avec le développement nécessaire cette importante question de l'alimentation. Nous nous bornerons à quelques indications, renvoyant le lecteur, pour plus amples renseignements, aux ouvrages spéciaux pour l'enfance et l'âge adulte.

Beaucoup d'enfants qui meurent avant d'avoir atteint leur première année, vivraient s'ils étaient mieux soignés.

A ce sujet, il importe en premier lieu, que le berceau dans lequel sera couché l'enfant, repose sur une surface plate et plane, et au-dessus du sol de l'appartement, à une hauteur d'environ 80 centimètres.

Lorsque le berceau est placé par terre, l'enfant se trouve sous la griffe ou sous la dent des animaux domestiques, de plus, il est dans la couche d'air la plus humide et la plus froide de l'appartement, de sorte que les bébés ont des rhumes fréquents, des bronchites répétées qui les prédisposent à la tuberculose.

D'autre part, toute personne atteinte ou soupçonnée de tuberculose doit renoncer à nourrir son enfant ou les enfants des autres. Si l'alimentation se fait au moyen du biberon, le lait doit être stérilisé, afin de prévenir tout danger de contagion.

Pour savoir si l'enfant se nourrit bien, il faut le peser au moins une fois toutes les semaines.

Après le sevrage, il ne faut pas entièrement supprimer le lait aux enfants, car c'est l'aliment par excellence pendant la première et même durant la seconde enfance.

Le Dr Bouchut affirme que c'est par suite d'un mauvais régime que la nutrition de quelques enfants est tellement altérée qu'ils deviennent tuberculeux.

Des bouillies féculentes, des potages gras et maigres, des crèmes cuites, des œufs au lait forment la base de l'alimentation des enfants. Les pâtisseries fatiguent l'estomac et les sucreries gâtent les dents.

Les fruits verts sont peu favorables aux enfants. Le pain rassis, le pain grillé froid, enduit de beurre de bonne qualité, saupoudré de sel, est une bonne manière pour engraisser les enfants maigres, dit Maurice de Fleury.

L'alimentation des enfants comprend une ration de croissance et une ration d'entretien. Quatre bons repas par jour leur sont nécessaires. Au surplus, c'est par la suralimentation qu'on traite surtout les tuberculeux.

Quant aux adultes, M. le professeur Huchard écrit dans son livre : *Consultations médicales*, à la page 51, que le régime végétarien assainit le corps et l'âme.

Plus loin, il recommande de ne pas donner la prédominance à la viande dans l'alimentation ; il faut, au contraire, insister sur le régime végétarien. Voici, au reste, la ligne de conduite qu'il conseille :

Le matin, du laitage (chocolat ou cacao au lait, par exemple, avec un œuf) ; à midi, un peu de viande et beaucoup de légumes ; le soir, un potage maigre et plusieurs plats de légumes sans viande. Pas ou peu de vin.

Questions. — Est-il important que les jeunes filles sachent mettre la main à l'œuvre pour la préparation des repas ? — Quelles connaissances doivent-elles posséder ? — Comment doit être placé le berceau d'un enfant ? — Que faut-il éviter ? — Quels aliments faut-il donner aux jeunes enfants, aux adultes ?

DEVOIRS. — 1° Votre mère s'étant absentée pendant quinze jours, vous a confié la maison : dites ce que vous avez fait pour assurer bien-être et bonne santé à votre famille et quelle joie vous avez éprouvée lorsqu'au retour de votre chère maman vous lui avez présenté. sa maison bien propre et tout son monde content. — 2° Comment vous y prendriez-vous pour préparer des bouillies féculentes, un potage gras, un potage maigre, des œufs au lait ?

PENSÉES. — Il faut de bonne heure habituer les jeunes filles à tenir une maison; il importe, pour leur propre bonheur et le bonheur de leurs proches, qu'elles sachent s'occuper avec intelligence des soins intérieurs du ménage. — C'est le devoir d'une mère intelligente de préparer de bonne heure sa fille à être une femme vigilante, amie de l'ordre et du bien-être intérieur de sa maison.

CHAPITRE VIII

LA BOUCHE ET LES DENTS

Comme une mastication parfaite assure une bonne digestion, il est tout naturel de placer, après l'alimentation, les soins à donner à la bouche et aux dents.

Sauf de rares exceptions, comme Curius Dentatus, Louis XIV et Mirabeau, qui avaient des dents en venant au monde, les enfants ne commencent à en avoir, en général, qu'à l'âge de cinq ou six mois.

L'éruption des premières dents, dites dents de lait, cause souvent des malaises qui troublent l'appétit des enfants. C'est pour cette raison qu'il ne faut faire le sevrage qu'après la sortie des petites molaires ou des canines.

Pour faciliter la dentition, on a eu recours à un grand nombre de remèdes. Le plus simple est de faire mâcher une racine sèche de guimauve et le plus efficace de faire inciser la gencive par un médecin ou un dentiste.

Quoique les dents de lait doivent être remplacées par les dents appelées permanentes, on a le grand tort de ne pas soigner la première dentition des enfants. Lorsque les dents de lait sont creuses, il faudrait les faire plomber, comme on le fait pour les dents permanentes.

Le tartre qui se dépose sur les dents, y forme quelquefois une couche noire ou verdâtre, laide à voir et qui désorganise petit à petit la substance dentaire. Au moindre mal de dents, l'enfant ne mâche plus les aliments: sa digestion, puis sa santé, en souffre.

Pour calmer la douleur d'une dent qui se gâte, on peut introduire dans la cavité de cette dent une boulette de coton imbibée d'essence de girofle, ou faire gargariser la bouche avec du lait chaud ou de l'eau de guimauve tiède.

Quiconque veut conserver ses dents en bon état, doit les brosser au moins une fois par jour et rincer sa bouche après chaque repas, avec une solution antiseptique, qui peut être de l'eau phéniquée à 1 pour 100 ou une solution à l'acide thymique à 1 pour mille, c'est-à-dire de quatre grammes d'acide thymique pour un litre d'eau bouillie qu'on peut aromatiser à volonté.

En opérant ainsi, on détruit les germes que l'air, les aliments ou les boissons introduisent dans la bouche, et on empêche ces germes de pénétrer dans l'organisme où ils pourraient porter l'infection.

QUESTIONS. — Pourquoi faut-il soigner la bouche et les dents ? — Quel est le remède le plus efficace pour faciliter la dentition? —Quels soins faut-il donner à la première dentition des enfants? — Que faut-il faire pour calmer la douleur d'une dent qui se gâte? — Quels soins faut-il donner aux dents? — Pourquoi?

DEVOIRS. — 1° Jeanne et Louise, qui ont écouté une intéressante leçon de leur maîtresse sur la digestion, se communiquent leurs impressions à la sortie de l'école. Faites-les causer en insistant sur la nécessité d'une bonne mastication pour rendre la digestion facile et Jeanne, qui mange parfois gloutonnement, se promet de se corriger car elle comprend maintenant d'où proviennent les maux d'estomac dont elle souffre souvent.

PENSÉES. — Il ne suffit pas de prendre dans le moment de la souffrance de bonnes résolutions, c'est toujours qu'il faut observer les lois de l'hygiène pour éviter les accidents (causes des douleurs dont nous souffrons parfois). C'est ici qu'il faut avoir présent le conseil que vous avez reçu au commencement de ce livre : il vaut mieux prévenir

le mal que de le guérir. Soignez votre dentition. Quand on est jeune,
on abuse de ses dents dont on se sert parfois pour casser noix et
noisettes. Combien on regrette plus tard la perte prématurée de ces
précieux auxiliaires; car, sans bonne mastication, il ne peut y avoir de
bonne digestion.

CHAPITRE IX

LE VÊTEMENT

Pour beaucoup, le vêtement est une grande préoccupation,
car si l'habit ne fait pas le moine, il sert à le parer, mais, ce
n'est pas à ce point de vue qu'il faut considérer le vêtement.

Les nations du monde civilisé portent des vêtements par
décence et pour conserver au corps sa chaleur naturelle, pour
le protéger contre les objets extérieurs et pour le soustraire à
la trop grande chaleur de l'été ou au froid trop rigoureux de
l'hiver.

Les vêtements doivent donc être plus ou moins chauds suivant la saison et le climat où l'on se trouve. Pour nous vêtir,
il faut nous guider sur l'état de la température et sur notre
propre constitution.

Tel, en effet, préfère l'été à l'hiver, tel autre se porte mieux
quand il fait froid que pendant les chaleurs. Ce serait donc
commettre une erreur, et même une faute, que de prendre
modèle sur notre voisin pour nous habiller.

Lorsque nous avons assorti nos vêtements à l'état de notre
santé, il nous reste quelques précautions à prendre, au changement des saisons ou quand nous quittons un costume pour
en prendre un autre. Il ne faut point passer brusquement d'un
habit chaud à un autre plus léger, si on veut éviter les refroidissements, qui sont les grands pourvoyeurs de la tuberculose. Ce qu'il faut rechercher dans les vêtements, c'est plutôt
la simplicité que la mode. Nous devons y être à l'aise
pour marcher, pour travailler, pour jouer, en un mot pour
agir.

Une chemise trop empesée gêne les mouvements; des habits
trop étroits compriment les organes et en troublent les fonc-

tions. Tels sont les effets du corset trop serré ; à ce sujet nous allons citer les deux exemples suivants :

Une mère de famille conduisit un jour sa fille chez un médecin en renom. Le Docteur regarda attentivement la jeune fille et lui dit : « Enlevez votre corsage, mademoiselle », ce qui fut fait. Le médecin saisit alors une paire de ciseaux, coupa le lacet du corset et ajouta : « Madame, le seul remède que j'aie à vous ordonner pour votre jeune fille, c'est de ne pas lui permettre de se serrer ainsi dans son corset. »

Une autre jeune fille, Jeanne B....., était à quinze ans une ravissante personne. Elle savait qu'on la trouvait jolie. Elle voulut avoir la taille fine ; mais, la plus fine qu'on pût imaginer.

Le père de Jeanne, médecin de talent, fit les remontrances les plus pressantes. Le désir d'être admirée rendit la jeune fille insensible à la voix de son père. Mal lui en prit.

A dix-huit ans, la belle Jeanne fut recherchée en mariage par un jeune homme distingué, qui venait de terminer à Paris de brillantes études. Intelligent et observateur, il s'aperçut bientôt de l'excès de coquetterie de la jeune fille et redoutant ce qui arriva quelques années plus tard, il s'arrangea pour rompre des projets qui ne lui souriaient plus.

Jeanne eut encore bien d'autres déceptions ; et, quand elle voulut prêter l'oreille aux supplications de son malheureux père, il était trop tard. Aux maux d'estomac, succéda une toux tenace que rien ne put guérir; un filet de sang colora les crachats de la jeune coquette, et, à vingt et quelques années, elle expira entre les bras de son père désolé.

Il n'y a aucun mérite à avoir la taille fine. La Vénus de Milo, qui sert de modèle aux statuaires, n'a ni la taille fine, ni l'abdomen déprimé, ce qui ne l'empêche pas d'être au Louvre « la perle de la Galerie des Antiques » et une expression saisissante de fierté, de noblesse et de majesté.

Que les jeunes filles qui ont le souci de leur santé, que celles qui ont à cœur de ne pas faire répandre de larmes à leurs parents et de ne pas aller au-devant de la tuberculose, ne recherchent donc pas à avoir la taille fine en serrant trop leur corset.

Rien n'est beau comme le naturel, et ce n'est pas avec une

taille fine que les mères de famille donneront à leurs enfants une santé robuste qui leur permettra d'être de solides travailleurs, de vaillants soldats et de vigoureux citoyens.

QUESTIONS. — Sur quoi faut-il nous guider pour nous vêtir ? — Quelles précautions devons-nous prendre ? — Que faut-il rechercher dans les vêtements ? — Quel danger y a-t-il à trop se serrer dans son corset ? Reproduisez l'histoire de la jeune fille qui paye de sa vie sa coquetterie.

DEVOIRS. — 1° Clotilde et Amélie sont deux amies très opposées de goût et de caractère : Clotilde est simple, Amélie est vaniteuse; Clotilde qui aime beaucoup son amie tremble pour sa santé et fait tous ses efforts pour la guérir de sa coquetterie, elle y parvient, que fait-elle pour cela? 2° Laure écrit à une de ses amies qui est très coquette pour essayer de la guérir de ce vilain défaut : faites cette lettre.

PENSÉES. — La modestie et la simplicité sont la plus belle parure d'une jeune fille. Les charmes de l'esprit sont durables, ceux de la beauté sont passagers; recherchons les dons qui nous feront aimer et non ceux qui nous feront admirer. Appliquons-nous à acquérir les vertus qui demeurent, et non la beauté qui passe.

CHAPITRE X

VÊTEMENTS DES ENFANTS

I. — Le maillot.

La mortalité infantile due au refroidissement est trop considérable pour que nous ne consacrions pas un chapitre spécial à la manière de vêtir les enfants.

Quand une fillette habille sa poupée pour la promener ou la faire dormir, elle ne se préoccupe pas si les bras et les jambes doivent être emmaillottés, ou s'il faut les laisser libres.

Mais lorsque la maman pour rire sera devenue mère pour de bon, et qu'à la place de la poupée, qui ne pleure pas, qui ne se refroidit jamais, il y aura un vrai bébé, qui ne voudra pas reposer, qui poussera les hauts cris, eh bien, il faudra que la maman se demande si le maillot n'est pas trop serré ou si quelque épingle importune ne pénètre pas dans les chairs du tout petit.

Que les jeunes mères qui recherchent la mode, le nouveau, ce qui vient de l'étranger, emploient le maillot américain, qui laisse à nu les bras et la partie supérieure du thorax, ou le maillot anglais, qui veut la tête découverte et les petits membres de l'enfant libres, soit ; mais, que ces jeunes mères ne perdent pas de vue que les refroidissements sont les grands pourvoyeurs de la tuberculose et de la mort.

Grand est le nombre des bébés qui n'atteignent pas l'âge d'un an et qui auraient vécu si on les avait moins exposés à l'action du froid. « Quand l'enfant naît pendant la saison froide, dit M. Auvard, il est préférable de commencer par le maillot français et de n'avoir recours au maillot anglais qu'au bout d'un certain temps. » (1 à 3 mois.)

Les bonnes grand'mères, assagies par l'expérience, attachées à ce qui s'en va, nous disent, elles, qu'en laissant bras et jambes nus à l'enfant au maillot, il s'égratigne, suce ses doigts, a plus tard les jambes de travers.

Nous sommes trop partisans de la liberté en toute chose pour vouloir en priver les enfants au maillot ; mais, il ne faudrait cependant pas qu'une idée de liberté mal comprise conduisît nos enfants au tombeau.

Aux mères de famille qui ne voudront pas laisser leurs enfants la tête nue, nous leur dirons de suivre le conseil que leur donne le professeur Bouchut : « Il est important, dit-il, que les bonnets de laine surmontés d'un bonnet de linge, soient assez grands pour ne pas gêner le développement de la tête, ni comprimer le cerveau, dont la compression causerait, paraît-il, plusieurs maladies et en particulier l'aliénation mentale. »

II. — La flanelle, les jambes nues.

Plus d'un enfant, né débile, a dû de vivre à la couveuse dont l'usage a été introduit dans la pratique par le Dr Tarnier.

Dans les familles, et en particulier à la campagne, la couveuse est peu employée. On la remplace par de la laine, du coton ou de la flanelle, dont on enveloppe le corps de l'enfant lorsque son existence est menacée.

A propos de flanelle, les mamans se demandent souvent si elle est nécessaire à leurs enfants. Ceux qui sont robustes, qui ne toussent pas d'ordinaire, peuvent très bien s'en passer, il vaut même mieux ne pas les y habituer et les aguerrir contre le froid.

Mais, quand un enfant est maladif, lorsqu'il s'enrhume au moindre abaissement de température, c'est autre chose. Il y a alors des précautions à prendre, et dans ce cas la flanelle est utile, à la condition toutefois de la renouveler chaque semaine, car un gilet de flanelle malpropre n'est plus chaud.

Pour endurcir les enfants contre le froid, ou pour se conformer à la mode, on les met jambes nues. Beaucoup de bons hygiénistes blâment cette habitude. A notre avis, on peut la tolérer durant la belle saison pour des enfants bien portants; mais, pour quelqu'un de frêle, à qui le moindre refroidissement peut être funeste, il vaut mieux s'en abstenir.

« Bien des enfants, nous dit Herbert Spencer, dans son ouvrage sur l'Éducation, sont si complètement endurcis qu'ils en meurent, et ceux qui survivent souffrent du système suivi soit dans leur santé, soit dans leur croissance. »

« Les Lapons et les Esquimaux qui supportent de grands froids, sans être chaudement vêtus, sont si laids et si ratatinés, qu'on peut à peine croire que ce sont nos pareils » disent Darwin et Maurice de Fleury.

Nombre d'enfants, à la ville comme à la campagne, vont pieds et jambes nus un peu par tous les temps, ce qui ne les empêche ni de tousser, ni d'être rabougris, et, pour peu que l'hérédité s'en mêle, ces enfants sont une proie facile de la tuberculose.

En écrivant ces lignes, il nous revient à l'esprit plus d'une observation personnelle. Nous nous bornerons à reproduire la suivante :

Étant aux bains de mer, sur une des plages de l'Océan, nous avions parmi nos connaissances une dame qui avait deux enfants de l'âge des nôtres, de sorte que les deux familles se voyaient avec plaisir.

Un jour, après le bain, nous faisions la promenade d'usage, lorsque nous rencontrâmes la dame en question. Ce jour-là, nos enfants n'étaient pas jambes nues : il avait plu le matin et le fond de l'air était frais.

En voyant nos enfants ainsi vêtus, notre amie se mit à rire, en disant : « Comment vos garçons ont des bas ! ce n'est guère *smart !* »

Le lendemain, nous vîmes de nouveau notre gracieuse amie que n'accompagnaient pas ses enfants. Nous lui demandâmes ce qu'elle en avait fait. « Oh ! dit-elle, ils ont un peu toussé la nuit ; et je les ai laissés à la maison. — Des enfants à la maison, par un si beau soleil, dîmes-nous, oh ! madame, ce n'est guère *smart !* »

La dame, fine mouche, sourit, nous regarda et dit : « Les enfants vous réclament, docteur, viendrez-vous les voir ce soir ?.... »

Les jambes nues, comme la gorge et les épaules à découvert, chez les mondaines pour les bals et les soirées, peuvent se comprendre dans les intérieurs où un bon calorifère maintient une douce température de la cave au grenier, et, quand on a pour le dehors de chaudes fourrures, de longs manteaux, de confortables voitures qui mettent à l'abri des morsures du froid.

Mais, quand on voit des enfants frêles, marcher jambes nues dans la neige, la figure livide à côté d'une mère chaudement emmitouflée et d'un père joufflu, prudemment botté, une pelisse sur le dos, on se dit : « Quel contraste et quel aveuglement ! quelle provision de rhumatismes sinon quelle pâture offerte au rachitisme et à la tuberculose ! »

III. — Propreté des vêtements.

Il ne dépend pas toujours de nous d'avoir des vêtements de notre choix ; mais, il est en notre pouvoir de les avoir toujours en état de propreté.

Du linge bien propre de lessive, des bas soigneusement lavés et raccommodés, une chaussure en bon état sont de mise avec une robe neuve et un chapeau coquet.

Pour éviter la contagion, il est prudent de ne prêter à personne et de ne rien emprunter de ce qui sert à nous vêtir.

Dans les familles, avant de faire servir les vêtements des aînés pour les plus jeunes, il est indispensable de procéder à une minutieuse désinfection.

Pour le linge, les habits de toile, une bonne lessive nettoie convenablement ; pour les effets qui ne vont pas à la lessive, on les désinfecte au moyen de l'étuve. Dans les localités qui sont dépourvues d'étuve, à la campagne, par exemple, chaque famille a un four pour cuire le pain. Ce four est une étuve toute trouvée, soit lorsque le pain est cuit et retiré, soit qu'on le chauffe exprès pour cela. Les moyens de désinfection sont donc à la portée de tout le monde, pour les vêtements, objets de literie, tapis, rideaux, tentures, etc.

QUESTIONS. — Pourquoi faut-il éviter les refroidissements chez les enfants ? — Quelle est la meilleure manière de vêtir les tout petits ? — La flanelle est-elle nécessaire aux enfants ? — Quand est-il bon d'en faire usage ? — Est-il prudent de mettre les enfants jambes nues ? — Quelle est l'importance de la propreté dans les vêtements, le linge, les habits de toile ; quelles précautions faut-il prendre ? — En cas de maladie, quels sont les moyens de désinfection à la portée de tout le monde ?

DEVOIRS. — 1° Écrivez à une amie pour lui dire combien il vous est doux de penser aux tendres soins de votre mère quand vous étiez tout enfant, et quels profonds sentiments de reconnaissance et d'amour ce souvenir a mis dans votre cœur. — 2° Vous avez un petit frère beaucoup plus jeune que vous, il n'a que trois ans ; votre mère vous le confie, vous vous occupez de son vestiaire ; quelles précautions prenez-vous pour éviter les rhumes, refroidissements, etc.

PENSÉES. — En hygiène, il faut souvent prévoir ce qui peut être le mieux, le meilleur. La prévoyance est une des plus précieuses qualités que doit posséder une bonne mère de famille ; il est très important que les jeunes filles apprennent de bonne heure à être prévoyantes. Aimons nos chers parents, qui, par leurs tendres soins et leur sollicitude de chaque jour, ont su éloigner de nous les maux et les dangers.

CHAPITRE XI

LE LOGEMENT

« Quand le soleil n'entre pas dans une maison, le médecin y entre souvent », dit un proverbe persan. C'est qu'en effet, l'air et la lumière sont nécessaires à tout ce qui respire : hommes, plantes ou animaux.

Une récolte, même en plein champ, est moins belle à l'ombre qu'au soleil, et les plantes de nos appartements dépérissent vite, si on ne les remet de temps à autre au grand air.

L'oiseau qui est en cage, fût-elle dorée, n'a ni la vigueur, ni le brillant plumage de ceux qui sont en liberté.

Il en est ainsi de ceux qui travaillent, couchent et dorment dans une chambre mal aérée ou insuffisamment éclairée. Ceux-là s'anémient, s'énervent ; ils s'acheminent insensiblement vers la maladie, vers la tuberculose qui les guette et qui sera sans pitié.

« C'est dans les logements sombres, encombrés, que se cultivent les affections qui donnent naissance à la tuberculose », écrit M. Brouardel dans son rapport sur la propagation de la tuberculose.

« Le nombre des contacts dangereux se multiplie en raison de l'étroit espace accordé à chaque habitant », dit le même auteur.

M. Korosi, de Buda-Pesth, nous montre que la mortalité dans les maladies contagieuses est de 20 p. 100 pour les chambres habitées par une ou deux personnes ; de 29 pour les chambres de trois à cinq personnes, et de 79 p. 100 quand il y a plus de dix personnes.

M. Jacques Bertillon a confirmé pour Paris les résultats ci-dessus, qui nous fournissent deux sortes d'indications.

La première, c'est que les enfants qui ont besoin de beaucoup d'air pur, ne doivent pas coucher dans des cabinets étroits et obscurs comme cela se fait souvent. Il faut, au contraire, leur donner une chambre spacieuse, dans laquelle l'air puisse être renouvelé avec facilité, et où la lumière pénètre en abondance.

La seconde indication, c'est que l'air des chambres à coucher ne doit être vicié ni par le voisinage d'une fosse ou par un poêle mobile, ni par le manque de propreté ou l'encombrement, car, dit encore M. Brouardel, « deux facteurs viennent s'ajouter à l'insalubrité naturelle des logements, ce sont l'encombrement et la malpropreté ».

S'il ne dépend pas toujours de la volonté des familles d'avoir un logement à leur gré, il est au pouvoir de tous de faire régner partout l'ordre et la propreté.

Tout le monde (à moins d'être infirme) peut ouvrir largement la fenêtre de sa chambre pour y renouveler l'air, qui entrera chez le pauvre, comme chez le riche, à la condition de lui donner passage.

Tout le monde peut brosser chaussures et vêtements en dehors du logement ; cracher dans un vase à demi rempli de liquide, de sciure de bois ou de sable mouillé. Pour cela, il suffit de vouloir.

Toutes les ménagères peuvent nettoyer les planchers non cirés avec un linge humide ou un balai trempé dans l'eau ; enlever les poussières des meubles avec un linge sec au lieu de les éparpiller avec un plumeau.

Tout locataire peut obtenir, avant de prendre possession d'un logement, que les parquets et les plafonds soient mis en état de propreté et que les papiers, ces nids à microbes, soient remplacés pour prévenir tout danger de contagion.

Il est au pouvoir de tous les parents de ne pas coucher avec le garçonnet ou la fillette, puisque la plupart des maladies se transmettent par une trop grande promiscuité entre la mère et la fille, le père et le garçon.

Les mères de famille, les jeunes filles même, peuvent toutes, lorsque les gens de la maison sont levés, défaire les lits, mettre les draps et les couvertures un moment à l'air et au soleil.

C'est à vous, jeunes gens et jeunes filles, d'être vaillants et résolus en face de la tuberculose, qui décime la société. C'est à votre bon vouloir d'user de l'arme puissante que vous fournit l'hygiène, d'utiliser le trait invisible et sûr que vous procure la propreté pour terrasser le terrible mal et vous préserver de ses méfaits.

Que la jeune fille, cet ange du foyer, emploie sa grâce persuasive à faire comprendre à ceux qui l'entourent le danger qui les menace ; à leur faire observer les prescriptions faites, les préceptes d'hygiène, qui leur assureront la santé, la joie et le bonheur.

Pour désinfecter les logements, on peut employer différents procédés : le plus usité est celui du soufre, prescrit par ordonnance du Préfet de police, en date du 26 juillet 1884. Il consiste à brûler 20 grammes, au moins, de soufre, par mètre cube d'air, mais il a l'inconvénient d'exiger beaucoup de précautions, et de noircir les objets métalliques.

Un procédé plus pratique, employé par le bureau d'hygiène de Limoges, c'est de désinfecter à l'aide de l'ammoniaque concentré. Un litre suffit pour une chambre de petite dimension. On ferme l'ouverture de la cheminée, on calfeutre les portes et fenêtres; on place trois ou quatre assiettes creuses sur le plancher, puis on verse l'ammoniaque dans ces assiettes. On se retire en fermant la porte, et, au bout de deux heures, la désinfection est faite.

Il suffit alors d'ouvrir les fenêtres, de renouveler l'air, et, une heure après, l'appartement peut être occupé comme avant, sans qu'on ait été obligé d'opérer un déménagement quelconque.

QUESTIONS. — Dites pourquoi l'air et la lumière sont nécessaires à tout ce qui respire ? — Que dit M. Brouardel dans son rapport sur la propagation de la tuberculose? — Quels sont les soins de propreté indispensables pour assurer la salubrité de nos habitations ? — Comment doit-on balayer, épousseter ? — Comment faut-il faire les lits, etc. ? — Quel est le rôle de la jeune fille ? — Quels procédés emploieriez-vous pour désinfecter un logement ?

DEVOIRS. — 1º Depuis que vous êtes une grande jeune fille, vous êtes chargée du soin d'entretenir la maison dans un état constant d'ordre et de propreté. Le balai fait voltiger les poussières des crachats de personnes atteintes de la tuberculose, quels dangers courez-vous ? — 2º Décrivez un intérieur où règne la propreté, où les lois de l'hygiène sont observées, et dites comment la santé morale se trouve bien de la santé physique. — Quelles précautions trouvez-vous qu'il est bon de prendre ?

PENSÉES. — Une âme saine dans un corps sain. La demeure la plus agréable n'est pas la plus élégante, mais celle où règnent, avec l'ordre et la propreté, la bonne humeur et la bonne harmonie. L'intérieur où l'on rit franchement, où nulle pensée méchante ni malsaine ne vient assombrir les fronts est celui où l'on est le plus heureux; la gaieté, la bonté et l'honnêteté entretiennent la santé.

CHAPITRE XII

LA PROPRETÉ DU CORPS

A la propreté du vêtement et du logement dont nous avons parlé plus haut, il convient d'ajouter ce qui a trait à la propreté du corps, car, pour les hygiénistes et en particulier pour le Dr Perrier, elle est « la moitié de la santé ».

C'est, en effet, par des soins de propreté qu'on entretient les fonctions de la peau, qu'on empêche les poussières de s'y attacher, les microbes de pénétrer dans les tissus ; c'est par la propreté qu'on éloigne de soi la contagion et qu'on se préserve de la tuberculose, cet ogre des enfants.

Si nous étions enduits d'un vernis impénétrable à l'air, nous ne vivrions pas longtemps, car « les humeurs peccantes » comme disaient les anciens, ne seraient pas exhalées par la sueur et empoisonneraient notre sang.

Or, si nous ne donnions pas à notre corps les soins de propreté nécessaires, il se formerait sur la peau une couche de malpropreté qui jouerait un rôle analogue à celui du vernis.

Par propreté du corps, il ne faut pas seulement entendre la figure et les mains ; mais bien le corps lui-même tout entier. Certes, le visage et les mains, qui sont à découvert, ont besoin d'être lavés plus souvent que le reste du corps, séparé par le vêtement du contact des objets extérieurs.

La figure et les mains doivent être lavées soigneusement tous les matins au moment où on se lève. Les mains le seront, en outre, avant et après les repas et chaque fois qu'elles sont souillées par un corps malpropre.

Les soins à donner aux dents et à la bouche ont été déjà indiqués.

Quant aux oreilles, il est nécessaire de les débarrasser de temps en temps du cérumen qu'elles contiennent, car il pourrait y former une espèce de bouchon qui rendrait l'oreille dure et peut-être sourde.

.·.

Un bain de pieds tous les huit jours est indispensable à la santé. C'est le meilleur moyen d'avoir les pieds toujours chauds.

Rien n'est plus répugnant comme des ongles longs et noirs. Au lieu de les ronger comme font quelques enfants, il faut les tailler avec des ciseaux ou les limer tous les matins pour « les arrondir aux mains et les laisser carrés aux pieds si l'on veut éviter l'ongle incarné » (Perrier).

Quoi de plus repoussant qu'un enfant dont le nez est malpropre? Le nez a même besoin de soins particuliers. N'est-il pas comme la salle d'attente où poussières et microbes stationnent pour passer dans les voies respiratoires, ou être expulsés par les mucosités, les sécrétions nasales que la nature prévoyante a chargées d'attirer au dehors?

Pour seconder la nature, d'aucuns, dont le nez est, disent-ils, trop sec, se le bourrent de ce « bon tabac, de leur tabatière »; d'autres font usage du camphre, de poudre de sucre et d'acide borique mélangés, ou encore de pommade *ad hoc*.

Nous avons entendu M. le professeur Maurel, de Toulouse, conseiller l'introduction dans le nez de petites lames de coton iodoformé pour prévenir ou pour guérir le coryza. Ce serait aussi, à notre avis, un excellent moyen de tamiser l'air que nous respirons, et d'intercepter les poussières malfaisantes et les impuretés de l'atmosphère.

Habituons, de bonne heure, nos enfants à se moucher discrètement, à ne pas avoir constamment leurs doigts dans leurs narines et à ne pas y introduire de corps étrangers. Il est important que la respiration se fasse par le nez et non par la bouche pendant le sommeil.

.·.

La tête est facile à tenir propre pour les personnes qui portent les cheveux courts. Des frictions à la brosse débarrassent le cuir chevelu des poussières et des pellicules. Un bon savonnage, tous les huit jours, puis, une lotion à l'alcool (1) dilué nettoient la tête et préviennent les démangeaisons.

Il y a, dit le Dr Bouchut, « des mères de famille qui considèrent les croûtes brunâtres de la tête, les poux et même les gourmes du cuir chevelu, comme nécessaires à la conservation de la santé de leurs enfants », c'est un préjugé, une véritable erreur : il faut leur laver la tête en même temps que le corps.

Pour ceux qui font une raie, il faut avoir la précaution de la changer de place pour qu'elle ne vienne pas trop large. On assure que la coiffure en brosse fait tomber les cheveux.

Les jeunes filles qui désireront bien soigner leur chevelure, ce bel encadrement du visage, trouveront dans l'*Art d'être Belle* d'utiles conseils, de bons renseignements que le manque de place ne nous permet pas de donner ici.

Nous dirons, cependant, à nos jeunes lectrices, qu'il est bon, pour empêcher la chute des cheveux, de ne pas trop serrer leur coiffure ; de les natter pour se mettre au lit, de les épointer une ou deux fois par mois. A celles dont la nature de la chevelure est grasse, nous conseillerons des lotions à base d'alcool légèrement parfumé ; aux autres, dont la chevelure est plutôt sèche, de légères onctions avec de la pommade de moelle de bœuf ou de l'huile de ricin un peu aromatisée.

QUESTIONS. — A quoi servent les soins de propreté du corps? Que faut-il entendre par propreté du corps? — Quels soins nécessitent les mains, les pieds, les oreilles, les ongles, le nez ? — Comment doit se faire la respiration pendant le sommeil ? — Indiquer des procédés pour tenir la tête propre, pour soigner sa chevelure ?

DEVOIRS. — 1° Dialogue entre une grande sœur et son petit frère sur les soins de propreté qui font l'objet de ce chapitre? — 2° Lettre d'une jeune fille à sa petite amie pour lui indiquer les moyens de soigner sa chevelure et de se préserver des rhumes de cerveau.

PENSÉES. — Pour plaire, il n'est pas nécessaire d'être belle, il est indispensable d'être propre. La propreté est une vertu, elle est aussi l'indice des plus précieuses qualités de la femme. La propreté entretient la santé.

(1) Cet emploi de l'alcool n'a rien de contraire à la lutte contre l'alcoolisme.

CHAPITRE XIII

LE BAIN DE PROPRETÉ

Un bain, d'après Littré, c'est le « séjour plus ou moins prolongé du corps dans un milieu le plus souvent liquide ».

Le bain de propreté, le seul dont nous ayons à nous occuper ici, est le bain ordinaire, dans une baignoire, un cours d'eau, un étang, un lac ou dans la mer.

Pour l'enfant au maillot, il ne saurait être question que du bain à la maison, dans une baignoire où le bébé peut être maintenu assis ou couché à l'aide de la ceinture dite Hélène Julienne.

La durée du bain de propreté pour l'enfant est d'environ dix minutes une ou deux fois par semaine. La température du bain oscille autour de 35 degrés centigrades. Elle peut monter jusqu'à 38 degrés et descendre jusqu'à 30 degrés centigrades.

Plus la température du bain est élevée, plus la transpiration et la faiblesse sont grandes après le bain.

A la sortie de la baignoire, il est bon de frictionner légèrement le corps de l'enfant avec une flanelle ou un linge doux afin d'éviter tout refroidissement. Pour prévenir l'irritation de la peau, on la saupoudre de poudre de talc ou de lycopode.

Dans l'intervalle des bains, la propreté du bébé peut être assurée à l'aide d'ablutions faites au moyen d'une éponge de toilette imbibée d'eau bouillie dont la température peut décroître progressivement pour aguerrir l'enfant contre le froid.

En dehors du bain chaud, il y a le bain tempéré de 25 à 30 degrés centigrades, puis le bain frais de 18 à 25 degrés et enfin le bain froid de 12 à 18 degrés centigrades. Au-dessous de 12 degrés, les bains sont très froids.

Peu de personnes usent des bains très froids. On en rencontre qui cassent la glace pour se baigner ; mais, ce sont là de rares exceptions que nos gracieuses lectrices et nos jeunes lecteurs n'auront pas la tentation d'imiter, et que nous ne leur conseillons du reste pas.

.·.

A mesure que l'enfant grandit, les bains sont de plus en plus espacés. Une ou deux fois par mois est la règle générale : mais le tub, les lotions, produisent le meilleur effet sur la santé des jeunes gens.

Les jeunes filles pâles, nerveuses, se trouvent particulièrement bien de lotions fraîches, même froides, sur les épaules, sur la colonne vertébrale, le matin, au saut du lit.

Les bains de rivière, en été, sont très fortifiants pour la jeunesse ; la natation est même un exercice excellent à tous les points de vue. Il en est ainsi des bains de mer pour les enfants qui habitent sur un littoral.

Quant aux enfants éloignés des bords de la mer, il est prudent, avant de leur faire faire une saison sur une plage, de consulter le médecin qui a l'habitude de les soigner, car les indications diffèrent suivant les tempéraments.

Dans les villes, rien n'est plus facile que de prendre un bain de propreté en toute saison et en tout temps, grâce aux établissements spéciaux installés à cet effet.

A la campagne, cette commodité n'existe pas ; mais on peut y suppléer à peu de frais. Chaque famille, dans les villages, a un cuvier pour les lessives ou, à son défaut, une demi-barrique qui peut remplacer la baignoire dans les ménages qui n'en ont pas.

Une grande marmite, un grand pot en fonte ou une lessiveuse peut servir à faire chauffer l'eau du bain, de sorte que la bonne volonté aidant, on peut, à la campagne comme à la ville, donner aux enfants des bains de propreté, qui contribuent à la santé, et qui enrayent les ravages de la tuberculose.

QUESTIONS. — Doit-on baigner souvent les enfants, quelles sont les précautions à prendre ? Qu'est l'avantage des lotions ? Que pensez-vous des bains de rivière, de la natation ? Quels avantages trouve-t-on pour les bains, à la ville? Comment peut-on y suppléer à la campagne? Pour les bains de mer n'est-il pas nécessaire de consulter le médecin?

DEVOIRS. — 1° Par une belle journée d'août vous êtes allée à la campagne avec votre maman et deux de vos amies, vous vous êtes baignées; décrivez votre joie, comment avez-vous terminé votre journée?—2° Votre petit frère a peur du bain, vous êtes chargée de vaincre sa résistance. Comment allez-vous vous y prendre?

PENSÉES. — L'usage des bains était très répandu chez les anciens; les Romains édifiaient de véritables palais appelés Thermes, où ils se baignaient fréquemment, et si nous les citons pour exemple à nos lecteurs c'est que les Anciens avaient une belle santé, une force athlétique très appréciée, et ceci grâce à une hygiène bien comprise où les soins de propreté jouaient le principal rôle. — 2° Après une chute, un heurt, une fatigue extraordinaire, un bain est très salutaire; il est bon de le savoir et de le pratiquer.

CHAPITRE XIV

TENUE DU CORPS DES ENFANTS AU COURS DE LEURS ÉTUDES

En examinant la conformation de l'être humain, on voit que nous sommes destinés à regarder en haut plutôt qu'en bas. Cependant, nous passons la plus belle partie de notre existence le corps plié en deux, soit pour faire des études, soit pour le travail de notre profession.

Cet état de chose, qui est contraire à notre organisation physique, est nuisible à la respiration, à la circulation et à la digestion. De là une gêne des fonctions naturelles qui cause des troubles dont la répercussion agit sur la santé.

Afin d'atténuer les fâcheux effets de cette attitude forcée du corps, il faut recourir aux moyens les plus divers [1], et faire comprendre aux écoliers et aux écolières qu'ils ont besoin d'être eux-mêmes vigilants pour échapper aux conséquences d'une fatigue qu'un long travail et des efforts soutenus produisent inévitablement.

[1] Victor Hugo, Ampère, Mistral, Catulle Mendès, Voltaire ont écrit debout. Voltaire allait de pupitre en pupitre. (Supplément illustré du *Petit Journal*, 29 décembre 1901.)

Qu'on regarde ces enfants qui vont à l'école primaire, au lycée ou ailleurs. Ils sont tous levés de bonne heure et couchés tard. La journée de travail est longue ; à mesure que la force de résistance s'épuise, le corps de l'enfant se laisse aller, de sorte que, l'écolier ou l'écolière cherche d'instinct un appui protecteur contre la fatigue qui l'envahit.

Si le siége sur lequel l'enfant travaille est muni d'un dossier, il pourra s'y appuyer pendant la leçon de lecture, de récitation ou durant la leçon du maître. Si le siége est sans dossier, et il y en a encore beaucoup, le corps s'affaisse, s'incurve à droite, à gauche ou en avant. Pour peu que la nature du sujet s'y prête, la déviation du rachis ne se fait pas attendre.

Après la lecture ou la récitation, à la suite de la leçon orale du maître, vient la leçon d'écriture, le devoir écrit ou cours dicté.

« Oh ! ces cours dictés de quelle fatigue inutile ils sont la cause et comme nous voudrions les voir supprimés ou tout au moins très réduits. »

C'est surtout pour ces genres d'exercices que les enfants vont être courbés plus qu'il ne faudrait, que la poitrine et l'estomac vont se presser sur le bord du pupitre ou de la table de travail.

Pendant ces devoirs écrits la tenue du corps est à surveiller attentivement, à corriger, à ramener aux meilleures conditions possibles pour la santé du travailleur, sans nuire à la valeur du travail.

Prenons un enfant à son devoir, à la maison ou en classe. Que voyons-nous ?

Trois cas peuvent se présenter :

1° Le siége et la table sont en rapport avec la taille de l'élève : les conditions sont alors aussi favorables que possible ;

2° Le siége et la table sont trop hauts. Dans ce cas, les pieds de l'enfant ne sont pas appuyés, les coudes s'écartent du corps comme si l'élève voulait prendre la volée ;

3° Le siége et la table sont trop bas. Si le travailleur veut un point d'appui pour ses avant-bras, il faut forcément que ceux-ci aillent à la table, puisque la table ne va pas à eux. La tête suit le mouvement d'abaissement des bras et la déformation du corps n'est plus qu'une affaire de temps.

Pour prévenir ces accidents, donnons aux écoliers à la maison et en classe des sièges et des tables en rapport avec la taille de chacun. Cela réalisé, tout n'est pas fait. Il reste à obtenir que le garçon ou la fillette se tienne le corps droit en travaillant.

Après George Sand et Victor Hugo qui voulaient l'écriture droite, le papier et le corps droits, le Dr Javal conseille l'écriture droite afin d'éviter la myopie et la scoliose.

Nous laissons aux parents et aux maîtres le soin de choisir pour leurs enfants ou leurs élèves le genre d'écriture qui leur paraîtra le meilleur, pourvu que le corps reste droit en écrivant. Ils les préserveront ainsi de la déformation des épaules et de la colonne vertébrale, de la chlorose ou de l'anémie, ces complices de la tuberculose.

QUESTIONS. — Comment faut-il se tenir? Pourquoi faut-il se tenir droit? Est-il bien difficile à un élève d'être vigilant et de surveiller sa tenue? Pendant la récitation, la lecture, les leçons orales, l'élève vigilant ne peut-il pas surveiller sa tenue?

DEVOIRS. — 1° Écrivez à un ami pour lui faire part des recommandations que votre maître vous a faites au sujet de la tenue et des précautions que vous prenez pour vous bien tenir : concluez en disant combien les enfants, les jeunes gens sont heureux d'avoir des maîtres vigilants qui veillent sur leur santé.

PENSÉES. — Combien nous serons heureux plus tard d'avoir écouté nos maîtres qui ne cessent de nous recommander une tenue parfaite au physique comme au moral. En nous montrant par des exemples bien choisis qu'une tenue parfaite est l'indice d'une âme digne et noble et que si nous portons le front haut c'est pour que tous puissent y lire honneur, loyauté : Heureux celui qui peut fièrement lever la tête vers le ciel et dire avec le poète : « Le jour n'est pas plus pur que le fond de mon cœur. »

CHAPITRE XV

LE SURMENAGE SCOLAIRE

On a beaucoup récriminé depuis quelques années contre les programmes trop chargés « trop touffus »; on les accuse de produire le surmenage intellectuel et de créer « de véritables dangers ».

Nous n'avons pas à défendre les programmes, mais, nous pensons que tout le danger n'est pas seulement de ce côté. Un travail régulier, une application soutenue sont pour le travailleur parfaitement compatibles avec une bonne santé.

A notre avis, la cause du surmenage est aussi dans le désir excessif des parents qui veulent voir leurs enfants briller au premier rang; elle est, en outre, dans cet amour propre de ceux qui veulent éclipser le voisin par les succès personnels ou par les résultats obtenus dans les concours et les examens.

Nous avons vu des maîtres, bien intentionnés, assurément, dont le zèle outré les pousse à commencer la classe avant l'heure réglementaire, et à la prolonger encore après la sortie, afin de *chauffer* les candidats aux divers examens.

D'autre part, que de jeunes gens commettent des abus de travail pour la préparation au baccalauréat, au concours d'admission des grandes écoles et minent ainsi leur santé pour aboutir à la tuberculose !

.⋅.

« Qui veut voyager loin, ménage sa monture », dit une maxime. Que ceux qui veulent ne pas succomber avant l'heure, ne fassent qu'un travail proportionné à leurs forces, et ne perdent pas de vue qu'une bonne hygiène peut, seule, maintenir l'équilibre entre le travail intellectuel et une bonne santé.

Tant qu'un élève conserve sa gaieté, son appétit, son entrain au jeu, tant qu'il garde sa mine fraîche et un bon sommeil, c'est que l'état général de santé est satisfaisant.

Mais si un écolier ou une écolière deviennent tristes ou maussades, si un rien les irrite ou les contrarie, c'est qu'il y a perturbation dans la santé, ce qui se reconnaît facilement par la pâleur du visage, le manque d'appétit ou un mauvais sommeil.

Dans ce cas, au lieu de fermer les yeux sur ces indices révélateurs; au lieu de taxer l'enfant de mauvais caractère, de le gronder à tout propos et de le punir sans pitié, il faut lui donner les soins dont il a besoin. La première chose à faire est d'atténuer le travail ou d'arrêter les études.

Si, après quelques jours de tranquillité, tout ne rentre pas dans l'ordre, si l'enfant a les yeux ternes ou cernés, la langue pâteuse, s'il se plaint ou parle pendant son sommeil, c'est que le repos est insuffisant et qu'il est nécessaire d'y joindre un traitement que le médecin instituera après examen de la fillette ou du garçon.

C'est pour ne pas avoir tenu compte des considérations qui précèdent, que beaucoup d'enfants, dont les débuts dans leurs études étaient pleins de promesses, se sont arrêtés en chemin et n'ont pas réalisé ce qu'ils avaient fait espérer.

.·.

Nous avons donné nos soins à de nombreux jeunes gens et jeunes filles, dont les études marchaient mal, soit à cause de la mauvaise santé de ces enfants, soit parce que les uns ne voyaient pas de leur place les exercices faits en classe au tableau noir, soit parce que les autres n'entendaient pas distinctement les paroles des maîtres.

Nous pourrions citer à ce sujet pas mal d'observations personnelles. Qu'il nous suffise de rapporter la suivante :

Un jour, après avoir fait de pressantes recommandations orales aux élèves du cours supérieur d'une grande école de garçons, nous ajoutions: « et surtout ne dénaturez pas mes *paroles* ». Nos jeunes auditeurs nous avaient écouté avec une grande attention. Cependant pour nous convaincre que tous avaient bien entendu et bien compris ce que nous avions dit, nous demandâmes à l'un de ceux qui nous avaient paru les plus attentifs de nous répéter nos dernières paroles.

Sans broncher, sans hésiter, d'une voix ferme, l'élève interpellé s'exprima ainsi: « Monsieur, vous nous avez recommandé de ne pas dénaturer nos *parents*. »

C'est bien le cas de dire avec l'Écriture : « Ils ont des yeux et ils ne voient pas; ils ont des oreilles et ils n'entendent pas. » Voir mal et mal entendre sont le propre des distraits, des étourdis, comme l'élève à qui nous demandions : « Qu'est-ce qu'un cheval? » et qui nous répondit : « Monsieur, c'est un insecte qui a des plumes. »

Indépendamment de ces étourneaux, qui ont l'ouïe et la vue normales, qui ne voient et n'entendent pas bien, parce qu'ils ne veulent pas s'en donner la peine, il y a les élèves dont la myopie et une surdité relative sont à prendre en considération.

C'est aux mères de famille à s'assurer que leurs enfants entendent bien de leur place ce que disent leurs maîtres et qu'ils voient parfaitement le travail qui se fait au tableau noir. Un devoir mal pris, un énoncé de problème tronqué, obligent à de longues recherches, causent une grande perte de temps et de la fatigue qui mènent au surmenage.

C'est aux familles d'être assez prudentes pour ne pas demander un travail au-dessus de l'âge, de l'intelligence et de la santé de leurs enfants, c'est aux maîtres et aux maîtresses des écoles, d'opposer une ferme résistance aux parents qui viennent leur demander de « pousser » leurs enfants.

QUESTIONS. — Montrez que le surmenage scolaire ne se trouve pas dans un travail régulier et dans la stricte observation des programmes. Où se trouve-t-il? Quels sont les indices : 1° d'une bonne santé; 2° d'une mauvaise santé. Que pensez-vous des enfants étourdis. Quelles sont les précautions à prendre pour les élèves atteints de myopie, de surdité?

DEVOIRS. — 1° Expliquez ce proverbe tiré du rôle de Petit Jean dans les *Plaideurs* de Racine: « Qui veut voyager loin, ménage sa monture. » 2° Cet autre proverbe : « Qui trop embrasse mal étreint. »

PENSÉES. — « Ne forçons point notre talent, nous ne ferions rien avec grâce. » C'est la persévérance dans le travail qui fait la réussite. Par une préparation hâtée à un examen on peut arriver à la réussite, mais l'instruction acquise ainsi se perd très vite et souvent l'on est en possession d'un titre dont on saurait à peine se servir.

CHAPITRE XVI

LE REPOS, L'EXERCICE AU GRAND AIR

On demandait un jour à un philosophe pourquoi il ne travaillait pas toute la journée, au lieu de se reposer au soleil et au grand air.

Le philosophe montra un arc débandé suspendu à l'entrée de sa demeure; puis il dit : « Si cet arc était constamment tendu, il perdrait de son élasticité : il n'aurait plus assez de force quand je voudrais m'en servir. Il en est ainsi des facultés de mon esprit : elles s'émousseraient bien vite si je travaillais sans relâche. »

La même chose se produit pour tous les travailleurs, soit qu'il s'agisse de travail matériel, soit qu'il s'agisse de travail intellectuel. On a mené grand bruit pour obtenir la journée de huit heures en faveur des ouvriers. Il y a cependant des parents qui trouvent que les congés pour les écoliers sont trop nombreux et que les vacances sont trop longues. Ils voudraient que l'enfant fût en classe toute l'année, depuis le matin jusqu'au soir. Ils ne se rendent pas compte que l'application, la tension de l'esprit d'une part; l'air confiné, le manque de mouvement d'autre part sont très préjudiciables à la santé de la jeunesse. Le repos ou le jeu, après le travail, l'exercice après les heures de classe ou de bureau, sont indispensables pour délasser l'esprit, pour donner au corps le mouvement dont il a si grand besoin. Tout le monde sait que les enfants aiment à courir, à sauter, à crier à leur aise, il faut leur en donner le temps et la facilité.

« L'air et la lumière » sont les deux grands ennemis de la tuberculose. Que les écoliers et les écolières, que les travailleurs des villes enfermés dans des magasins, des ateliers ou des bureaux mettent à profit les jours de congé pour aller respirer l'air pur des champs, pour faire sous le soleil et au grand air de longues promenades, qui faciliteront leur digestion, puisqu'on digère autant avec ses jambes qu'avec son estomac (Chomel). Que les travailleurs de la campagne, les ouvriers qui agissent debout et en plein air, se reposent tranquillement les jours fériés, ceux-là n'ont pas besoin de courir, de sauter pour activer la circulation du sang, faciliter le jeu des poumons, entretenir la souplesse des membres et la vigueur musculaire.

Les Gaulois, nos ancêtres, dont on vante la haute taille, la force et la bravoure, vivaient au grand air : ils ne passaient pas, comme nous, leur existence, le corps courbé en deux sur un livre, une machine à coudre, un instrument de musique ou une table de travail.

Se livrer simultanément aux exercices du corps et à ceux de l'esprit est l'idéal de l'éducation. Autrefois, les Spartiates s'adonnaient particulièrement aux exercices physiques, à la course, à la danse, ce qui en fit de vaillants soldats. Les Athéniens, au contraire, cultivaient de préférence les lettres les sciences et les arts, où ils brillèrent d'un si vif éclat.

Pour nous, suivons l'exemple du grand poète allemand Gœthe, qui calmait les souffrances de la sensibilité par le travail de l'esprit ou le travail matériel. Quand la pensée se fatiguait, nous dit M. Mézières, Gœthe occupait le corps. Ce fut ainsi qu'il travailla pendant toute sa vie, se reposant d'une occupation par une autre, et doublant ses forces par le sage emploi qu'il en fit.

Les Français sont remuants par nature, ne les figeons donc pas dans une immobilité contraire à leur tempérament, mais conservons à notre race cette originalité qui a fait sa gloire. C'est pour nous le moyen de conserver la santé et d'éviter la tuberculose.

Que les retenues, les heures de consigne des établissements scolaires soient employées en exercices de gymnastique, en marches au grand air, au lieu de les passer à écrire dans une atmosphère viciée !

Que les loisirs des travailleurs des villes soient utilisés en promenades dans les champs, en excursions dans les montagnes et dans les bois, au lieu de les consacrer aux réunions où l'on chante, où l'on joue et où l'on boit au détriment de la santé !

QUESTIONS. — Pourquoi ne faut-il pas travailler sans relâche? L'exercice est-il nécessaire? Quels sont les deux grands ennemis de la tuberculose? — Quels sont les meilleurs exercices pour la santé? — Que faisaient les Gaulois, les Spartiates, les Athéniens? — Quels sont les meilleurs moyens de conserver la santé, et d'éviter la tuberculose? Voulez-vous suivre l'exemple de Gœthe?

DEVOIRS. — 1° Vous êtes allée passer une bonne journée à la campagne avec une famille amie de la vôtre; racontez vos courses folles à travers champs, parlez du plaisir que vous avez éprouvé à vous sentir renaître au milieu de cette belle nature où vous avez goûté avec délices la joie de respirer le bon air en toute liberté. — 2° Écrivez à un ami pour lui décrire les jeux bruyants qui vous plaisent le plus.

PENSÉES. — Il n'est pas de plaisir plus pur et plus sain que les promenades à la campagne; là, tout est vrai, tout est réel, et l'âme et l'esprit ont autant de part que le corps à un plaisir qui est à la portée de tous.

CHAPITRE XVII

L'HÉRÉDITÉ, L'ALCOOLISME

Dans le cortège des complices de la tuberculose, nous trouvons au premier rang l'alcoolisme, que M. Alengry, docteur ès lettres, inspecteur d'Académie de la Haute-Vienne, a magistralement traité dans une conférence. Cette savante étude est publiée sous forme de brochure, qui a sa place marquée dans toutes les écoles. Que les élèves la lisent et la fassent lire à leurs parents. C'est un des meilleurs moyens d'éviter la tuberculose.

A côté de l'alcoolisme, nous apparaît la neurasthénie, conséquence du surmenage qu'il faut éviter avec soin. Lorsque les maîtres et les maîtresses de nos écoles auront sous la main de ces enfants dont l'intelligence est vive et primesautière, toujours prêts à répondre, ne demandant qu'à travailler; de ces élèves dont la peau semble diaphane, et les joues merveilleusement colorées; dont la chevelure est très abondante et dont les longs cils ressemblent à de fins pinceaux, eh bien! qu'on modère l'ardeur de ces enfants au travail.

Ces natures d'élite semblent avoir été comblées de tous les

dons ; mais il ne faut pas perdre de vue que ce sont de fragiles sensitives : il faut savoir les ménager, si on ne veut pas en faire des victimes de la tuberculose.

S'il arrivait dans une famille que quelqu'un de ses membres fût atteint de tuberculose malgré l'observation des mesures de prophylaxie que recommande la science, il ne faudrait pas en conclure à l'inanité des moyens préconisés. Il faudrait plutôt considérer qu'il n'y a pas de règle sans exception, et se souvenir que « quand il a neigé sur les pères, il neige sur les enfants ».

Lorsqu'on se trouve en présence d'une tuberculose pulmonaire, il faut examiner si la maladie n'est pas la suite d'une rougeole, d'un rhume négligé, de la chlorose ou d'une bronchite chronique. S'il s'agit d'une tuberculose intestinale ou osseuse, qu'on recherche si la maladie n'est pas la conséquence d'une contusion, d'une chute, d'un accident récent ou ancien.

Si rien ne se révèle de ce côté, il faut interroger le passé et on apprendra, sans beaucoup d'efforts, car « les pommes ne tombent pas loin du pommier », que l'un des ascendants du malade a été tuberculeux ou alcoolique ; dans ce cas on est en présence de l'hérédité.

Quoi qu'il en soit, il ne faut jamais jeter le manche après la cognée : la tuberculose est curable. Beaucoup de personnes d'âge mûr, des vieillards même, portent des traces de la redoutable maladie.

.˙.

Malgré l'instinct de conservation qui est inné en nous, bien des gens restent indifférents en face du mal qui ravage la société ou qui désole leur famille. A les voir, on dirait des Musulmans fanatiques, qui regardent d'un œil impassible l'incendie dévorer leurs moissons ou la peste décimer leurs troupeaux.

Heureusement qu'à côté de ceux qui laissent couler l'eau, qui boivent le petit verre, qui crachent n'importe où, par habitude ou par mauvaise volonté, il y a les partisans du progrès.

Par ces amis de l'humanité, nous verrons la lutte contre

la tuberculose s'organiser dans l'intérêt commun. Nous verrons dans les écoles se généraliser l'usage des soupes chaudes pour les enfants éloignés ; les cantines et les vestiaires s'étendre de la ville à la campagne.

L'avenir nous apportera, sans doute, pour les classes, des bouillotes d'eau chaude pour les pieds des enfants, comme il y en a actuellement dans les chemins de fer pour les voyageurs.

Le froid qui est si contraire à la santé, en général, est tout à fait funeste aux petits enfants et aux écoliers. Il faut le combattre dans les écoles maternelles et dans les écoles publiques, car, le froid aux pieds est l'origine de la plupart des rhumes, des bronchites et autres affections des voies respiratoires.

Que les mères de famille s'assurent que les chaussures de leurs enfants sont en bon état. Que les jeunes filles, les jeunes femmes même se préservent des refroidissements qui occasionnent souvent de graves troubles dans la circulation. Enfin que les pastilles pectorales, les boissons chaudes soient données dans toutes les écoles aux enfants qui toussent, comme cela se fait déjà dans un certain nombre d'établissements, et que partout la volonté de chacun fasse effort pour éviter ou enrayer la toux et prévenir la tuberculose.

Dans un pays comme le nôtre, il faut que chacun agisse en vue du bien de tous et que la solidarité se trouve dans le cœur et dans les actes de tous les Français.

QUESTIONS. — Quels sont les complices de la tuberculose ? — Que pensez-vous de la tuberculose ? — Quelle étude a été publiée ? — Quelles précautions doit-on prendre si quelqu'un de sa famille est atteint de la tuberculose ? — Doit-on se décourager ? — Que feront les amis de l'humanité pour lutter contre la tuberculose, citez les précautions à prendre, les moyens à employer dans les écoles ? — Que nous inspirent les sentiments de solidarité qui doivent se trouver dans le cœur des Français ?

DEVOIRS. — 1° Vous connaissez un père de famille qui a la funeste habitude de boire, parlez de la tristesse de son intérieur. Que peut faire une jeune fille pour lutter respectueusement contre ce défaut de son père. — 2° Si vous étiez riche, quelles bonnes pensées votre cœur vous inspirerait-il pour venir en aide à ceux qui n'ont ni le savoir nécessaire, ni la bonne volonté pour se soigner. Le champ d'action le plus pauvre n'est-ce pas celui qui doit le plus tenter un cœur noble et généreux pour lutter contre cet ennemi mortel, la tuberculose.

PENSÉES. — Celui qui remporte une victoire sur ses passions a plus de mérite que celui qui vainct les ennemis sur un champ de bataille. Gloire au savant, qui, par amour de l'humanité consacre son savoir et son énergie à lutter contre les maux dont souffre l'humanité et surtout contre la tuberculose.

CHAPITRE XVIII

RESTEZ CHEZ VOUS

Dans un livre aussi intéressant que bien écrit, intitulé : « Restez chez vous », M. Pierre l'Ermite raconte l'histoire d'un jeune homme qui voulut aller faire fortune à Paris. Le malheureux n'y trouva que la misère et la mort, malgré les soins intelligents et dévoués d'un savant médecin, son compatriote.

Elle serait longue la liste des jeunes filles et des jeunes gens de la campagne qui n'ont trouvé dans les grandes villes que mécomptes et désillusions. Qu'il nous suffise pour édifier nos lectrices et nos lecteurs de leur mettre sous les yeux la poignante histoire que voici :

Un jeune homme élevé au milieu des douceurs de la famille, trop dorloté, trop choyé assurément, trouva trop modeste pour lui la situation simple mais sûre que ses parents lui avaient faite auprès d'eux. Il avait des vues plus hautes, il aspirait au plaisir, à la liberté. A peine âgé de dix-sept ans, il partit pour Paris. Pendant les premiers mois, tout alla pour le mieux ; le jeune homme avait une belle santé, des manières distinguées. En un mot, il était bien élevé. Tout de suite on l'aima dans l'importante maison de commerce où il sut se faire apprécier.

Mais le nouveau Parisien avait le caractère un peu faible : il se laissa bientôt entraîner par de joyeux compagnons ; il fit l'homme fort, le bon garçon, si bien qu'au bout de peu de temps il fut forcé de revenir dans sa famille pouvant à peine se soutenir.

L'implacable maladie des imprudents, des fanatiques du plaisir avait fait une victime de plus. Les soins les plus empressés furent, en effet, inutiles, et la tuberculose enleva le malheureux jeune homme, qui s'éteignit, avant l'heure, dans les bras de ses parents désolés.

.·.

Mieux inspiré que le jeune homme précédent, fut le jeune berger dont parle Th. Barreau dans la *Morale pratique*.

Un riche chasseur, nous dit-il, s'était égaré dans une forêt où il serait mort de faim et de soif sans le secours d'un jeune berger. Pour reconnaître le service rendu, le chasseur proposa au jeune villageois de l'emmener avec lui à la ville.

Je te donnerai, disait le chasseur, les maîtres les plus instruits ; tu habiteras un somptueux palais ; tu boiras les vins les plus exquis dans des coupes de cristal ; je te ferai assister aux fêtes les plus brillantes ; tu entendras les concerts les plus mélodieux. Tu seras riche, tu auras de beaux habits, tu seras heureux ; quitte ta chaumière, viens avec moi...

Que me parlez-vous de richesses et de plaisirs, répartit le jeune berger. J'ai ici tout ce qu'il me faut : L'amour de mon père et de ma mère me suffit, l'instruction que je reçois à l'école du village m'apprend à honorer mes parents et à pratiquer la vertu. Les concerts de nos bois, les fleurs de nos prairies, l'air frais de nos vallons ; l'eau pure de nos fontaines, tout cela ne vaut-il pas mieux que la fumée de vos usines, l'atmosphère viciée de vos grandes cités ? Nos plaisirs sont moins bruyants, mais ils sont sans mélange ; nos mets sont moins délicats, mais ils sont plus sains. Non, je n'abandonnerai pas mes parents, je ne quitterai pas mes champs : je ne vous suivrai pas.

Et le jeune berger resta dans sa campagne ensoleillée ne voulant recevoir pour toute récompense que le flacon qui pendait au côté du chasseur. Après quoi, il disparut comme un agneau « qui bondit »...

Rester au sein de sa famille était pour le jeune berger un sûr moyen d'échapper à la tuberculose. En allant à la ville, il y aurait eu, cependant, un puissant protecteur qui manque à la plupart de ceux qui désertent leur foyer, pour s'éloigner des charmes de cette vie champêtre que Delille, après le sublime Virgile, a célébrés en beaux vers :

« Heureux l'homme des champs, s'il connait son bonheur. »

Jeunes gens et jeunes filles de la campagne, restez chez vous si vous le pouvez. Laissez aux jeunes gens de la ville le soin d'explorer le monde, de coloniser en pays étrangers, eux qui n'ont pas, comme vous, à cultiver la terre nourricière, à pratiquer le « labourage et le pâturage, ces mamelles de la France », selon l'expression du ministre Sully.

QUESTIONS. — Que pensez-vous des jeunes gens qui délaissent leur foyer natal pour aller chercher fortune dans les grandes villes? — Quelles déceptions attendent les fanatiques du plaisir, de la liberté? — Que répond avec sagesse le jeune berger à qui l'on offrait les séductions de la richesse et du plaisir à la ville?

DEVOIRS. — 1º Vous habitez la ville; chaque année vous allez passer un mois de vacances chez un ami à la campagne. Décrivez les plaisirs champêtres auxquels vous vous livrez, parlez du bonheur de la famille qui vous accueille, de la simplicité, de l'aménité de tous, etc. — 2º Un de vos cousins, fils d'un fermier de X..., vous écrit pour vous dire qu'ayant fait d'assez bonnes études il ne peut se contenter de la vie médiocre que ses parents ont menée à la campagne; il vous prie de lui trouver une situation à la ville. Répondez-lui pour le dissuader d'une pareille entreprise ; montrez-lui quelle vie paisible, calme, aisée, l'attend auprès de ses parents et mettez en face les soucis, les déboires qui ne lui manqueront certainement pas à la ville.

PENSÉES. — La vraie sagesse consiste à savoir se contenter de la part qui nous est faite ici-bas et à arranger votre vie selon les règles de l'hygiène et les lois de la vertu. Voulez-vous être vraiment heureux, voulez-vous jouir d'une bonne santé, observez les lois de l'hygiène, ne compromettez pas votre santé dans les plaisirs bruyants, usez de tout et n'abusez de rien, aimez le travail, évitez le surmenage, que vos pensées soient pures, que votre cœur soit bon, que vos actions soient nobles et élevées. Aimez les hommes qui tous sont vos frères, ils vous aimeront, l'affection appelle l'affection. Vous aurez la joie d'une bonne conscience, il n'est rien de meilleur.

APPENDICE

Pour faire suite aux chapitres qui précèdent nous donnons dans un appendice, un résumé suivant : 1° des signes avant-coureurs (prodromes) de la tuberculose; 2° de l'invasion de l'organisme par le microbe et de sa lutte avec la cellule; 3° de l'hygiène spéciale du tuberculeux; 4° du traitement rationnel de la tuberculose.

I

SIGNES AVANT-COUREURS

Nous avons dit plus haut que la] tuberculose a généralement un début insi lieux; la maladie existe souvent à l'état latent.

Si c'est un garçonnet, il éprouve de la lassitude, il n'a pas d'appétit, pas d'entrain à l'étude, il maigrit, il est essoufflé au moindre effort.

S'il s'agit d'une fillette, la formation se fait attendre, des phénomènes nerveux se manifestent (névralgies, excitabilité, bouffées de chaleur, palpitations, etc.!.

Chez l'un comme chez l'autre, c'est tantôt un rhume qui ne finit pas; de la pâleur du visage, qu'on met sur le compte de la croissance ou du travail scolaire; tantôt des maux de gorge, des laryngites à répétition, des diarrhées rebelles, etc.

Pour l'adulte, ce sont des troubles digestifs, de la gêne respiratoire, des douleurs thoraciques, un affaiblissement des forces physiques, puis un rapide amaigrissement, des sueurs et enfin quelques filets de sang, qui colorent les crachats.

Cette énumération est très suffisante pour mettre les mères de famille en éveil, et leur permettre de ne pas attendre qu'il soit trop tard pour combattre la maladie.

QUESTIONS. — Quels sont les signes avant-coureurs de la tuberculose? — Quels sont les signes particuliers pour un garçonnet, pour une fillette? — Quels sont les signes communs à l'un et à l'autre? — Quels sont les signes particuliers pour un adulte? — Est-il nécessaire qu'une mère de famille possède de sérieuses connaissances en hygiène pour surveiller avec intelligence la santé de ses enfants?

DEVOIRS (sujet de). — Décrivez l'admirable rôle de la mère de famille et son efficacité; par sa prévoyance, souvent elle empêche le mal; et si elle n'a pas pu le prévoir, son admirable dévouement lui fait remporter de difficiles victoires.

PENSÉES. — On est volontiers prévoyant pour des affaires matérielles, et tel qui a su améliorer sa situation, néglige absolument sa santé, le premier des biens, car sans lui on ne peut jouir des autres.

II

INVASION DE L'ORGANISME, LUTTE DE LA CELLULE AVEC LE MICROBE.

Il en est de nos muqueuses comme des toitures de nos demeures. Tant que les toitures sont en bon état, elles ne laissent pas passer la pluie; mais si la tempête ou l'ouragan endommage le toit, il s'établit vite une gouttière par laquelle l'eau de pluie ou d'orage va mouiller la charpente, les planches et les plafonds.

De même aussi quand des érosions des lésions se produisent sur les muqueuses ou sur la peau, les agents pathogènes en suspension dans l'air, dans l'eau, ou contenus dans les boissons et les aliments, pénètrent dans l'organisme par le sang ou par les vaisseaux lymphatiques.

C'est alors que la lutte s'engage entre l'organisme et le bacille. Le microbe attaque la cellule sur laquelle il s'arrête et la détruit. Voilà une cellule perdue pour l'organisme, tandis que le bacille conserve sa virulence, qu'il se multiplie et sécrète des produits toxiques.

Mais autour du point infecté, les cellules jeunes se pressent, prêtes à la résistance et il va se passer ce qui a lieu dans une ruche qui est envahie par un insecte ou un mulot. On sait que les abeilles accourent, livrent bataille à l'envahisseur et l'englobent dans une enveloppe de cire lorsqu'elles l'ont mis à mort.

Les cellules jeunes, elles aussi, se disposent à former autour du foyer infectieux une barrière infranchissable, et lorsqu'elles y réussissent, le péril est conjuré, du moins jusqu'à ce qu'un autre point soit, à son tour, attaqué. Mais si le bacille ne peut pas être enveloppé, c'est l'infection qui triomphe et alors elle se généralise.

Ce simple aperçu indique suffisamment que la tuberculose est curable, lorsque l'enclavement des bacilles peut être obtenu. Voilà pourquoi il est si important que la maladie soit traitée dès le début, afin de venir en aide à la résistance organique.

Il en est de cette lutte entre la cellule et le microbe comme de toutes les autres luttes. Aussi, arrive-t-il que chez un tuberculeux il peut y avoir des périodes de mieux, de guérison apparente, et des rechutes, de nouvelles poussées où la maladie reprend le dessus.

QUESTIONS. — Qu'arrive-t-il lorsqu'une toiture est en mauvais état? Lorsque les érosions, les lésions se produisent sur les muqueuses ou sur la peau, que faut-il craindre? — Que fait le microbe, décrivez sa lutte avec la cellule? — Quelles sont les conditions de la victoire? — Quand la tuberculose est-elle curable? — Pourquoi est-il important que la maladie soit traitée dès le début?

Devoir. — Rédigez ce chapitre sous forme de dialogue, conversation entre deux amies.

Pensées. — Si nous mettions autant de persévérance dans le bien comme il s'en trouve souvent dans le mal, quelles belles victoires nous remporterions, car le bien a en lui une force immanente inconnue du mal.

III

L'HYGIÈNE DU TUBERCULEUX.

Pour résister avec avantage aux assauts de la maladie, il faut au tuberculeux une hygiène et des soins à part, une grande docilité à l'égard de ceux qui le soignent, une grande persévérance dans le traitement prescrit. Tout tuberculeux devrait avoir pour logement deux pièces contiguës : une pour la nuit, l'autre pour le jour. L'exposition de ce logement doit permettre aux rayons solaires d'y pénétrer largement. La chambre à coucher sera grandement aérée par tous les temps.

La chambre de jour seule sera chauffée au feu de bois. Elle aura sa fenêtre plus ou moins entr'ouverte la nuit, pendant laquelle la porte de communication entre les deux pièces restera ouverte.

Le lit sera chauffé, sauf pendant les journées chaudes de l'été, à l'aide d'un cruchon rempli d'eau chaude.

Les vêtements du tuberculeux doivent être légers et chauds, de manière que le malade soit préservé du froid, sans être exposé à la transpiration.

La femme abandonnera le corset.

Pour maintenir l'appétit un exercice modéré est nécessaire; mais, il faut éviter toute fatigue. Le tuberculeux doit sortir tous les jours, faire des promenades coupées de petits repos durant lesquels il se mettra un manteau sur les épaules et une couverture sur les jambes; il devra rentrer chez lui avant le coucher du soleil.

Le froid sec ne peut pas empêcher le tuberculeux de sortir; le malade doit seulement craindre la pluie et le vent. Il doit fuir les rues encombrées, les endroits où il y a des poussières, les lieux où l'air est impur, tels que les grands magasins, les théâtres, etc.

Les exercices physiques capables de dilater la cavité thoracique, d'augmenter la capacité respiratoire, des inhalations d'ozone, d'eucalyptus, pour assurer l'antisepsie des poumons, sont tout indiqués pour les tuberculeux.

Les soins corporels doivent être de chaque jour. Le matin, au lever, une friction au gant de crin, sur la poitrine et sur les bras ou une friction stimulante avec une flanelle imbibée de baume de Fioraventi, d'essence de lavande ou de romarin, entretient les fonctions de la peau.

Les bains pris à la température de 38 à 40 degrés seront toujours suivis d'une vigoureuse friction.

En cas d'oppression inusitée, de menace de congestion pulmonaire, il faut recourir aux bains de pieds sinapisés, très chauds.

QUESTIONS. — Que faut-il au tuberculeux pour résister avec avantage aux assauts de la maladie? — Quelles précautions est-il nécessaire de prendre pour le logement, pour le lit, pour les vêtements? — Comment doivent être réglées les promenades? — Quelles sont les particularités à observer? — A quel bien doivent aboutir les exercices physiques? — Quels sont les soins corporels de chaque jour? — Comment faut-il faire les frictions? — Comment faut-il prendre les bains?

DEVOIR. — Une de vos amies est atteinte de la tuberculose, parlez des soins qui lui sont donnés et dites ce que vous faites pour participer à sa guérison, la distraction étant souvent pour les malades un des remèdes les plus efficaces.

PENSÉES. — 1° Il ne faut jamais désespérer de la guérison à condition qu'on ne se lassera pas de prodiguer des soins aux malades et qu'eux-mêmes sauront correspondre à la sollicitude dont ils sont l'objet. — 2° Les soins donnés avec intelligence et avec affection ont souvent triomphé des plus grandes difficultés.

IV

TRAITEMENT RATIONNEL DE LA TUBERCULOSE.

Le traitement rationnel de la tuberculose repose sur les médicaments, l'alimentation, l'air et le repos.

Par les médicaments on cherche à combattre l'action des bacilles, et à venir en aide à l'organisme défaillant.

Les médicaments les plus usités sont les antiseptiques suivant : le salol, l'iodoforme, le tannin, l'ichthyol, le permanganate de potasse, la terpine, l'eucalyptol, la créosote.

Puis viennent les agents accélérateurs de la nutrition : sucs divers, cacodylates, etc.; les agents réparateurs ou modérateurs de la désassimilation : phosphates, hypophosphites, huile de foie de morue, glycérine, arsenic, etc.

L'alimentation joue un rôle si important dans le traitement des tuberculeux que Grancher a écrit : « Les aliments sont les vrais facteurs de la guérison. » L'alimentation doit comprendre une ration d'entretien et une ration de guérison ; mais il arrive souvent que les tuberculeux manquent d'appétit ou vomissent après les repas.

D'autre part, les hémoptysies, une forte fièvre sont des contre-indications à la suralimentation pour laquelle le médecin traitant donnera les renseignements nécessaires.

L'influence salutaire de l'air pur a été, de tout temps, reconnu des médecins sur les lésions produites par la tuberculose ? Voilà pourquoi on recommande la cure d'air, soit dans les sanatoria des montagnes, soit sur des plateaux élevés comme celui de l'Anahuac (Mexique) où la phtisie est inconnue, soit sur la côte d'Azur, à Pau, en Corse, ou en Algérie.

Enfin, le malade peut être étendu sur une chaise longue, le haut du corps surélevé par des coussins, et passer ainsi la majeure partie de la journée dans une galerie ou une salle exposée au soleil, à l'abri du vent et de l'humidité.

Telles sont les grandes lignes du traitement de la tuberculose ; mais nous finirons en répétant : « Qu'il vaut mieux prévenir le mal, que de le guérir. »

Dans les sanatoria allemands, le malade prend quatre repas :

a. Premier déjeuner composé de café, thé, chocolat, cacao, pain, beurre, miel, pâtisseries, gâteaux, petits fours ;

b. Deuxième déjeuner : lait, tartines de beurre ou consommé, jus de viande, bouillon ;

c. Diner : cinq à six plats et dessert ; café ;

d. Souper : potage, plat chaud et plat froid, salade et compote ;

Dans les sanatoria de la Suisse, le nombre des repas s'élève à six.

a. Premier déjeuner (7 h. 1/2 à 8 h. 1/2) : café, thé, chocolat, cacao avec pain, beurre et miel ;

b. Deuxième déjeuner (10 h. 1/2) : lait avec pain et beurre ;

c. Diner (1 heure) : cinq services ;

d. Collation (4 heures) : café au lait, pain, beurre et miel ;

e. Souper (7 heures) : trois services ;

f. Collation (9 heures) : lait.

A Meung-sur-Loire, les tuberculeux font cinq repas.

Premier déjeuner à 8 heures : thé, lait, café au lait, chocolat avec beurre, œufs, viandes froides.

A 10 heures et demie : lait de chèvre ou de vache ou œufs, ou boulettes de viande, ou jus de viande.

A midi : hors-d'œuvre, viandes froides et chaudes, légumes, entremets, fromages et desserts. — Café noir ou infusions chaudes.

A 4 h. 1/2 : viandes froides ou chaudes, œufs, lait.

A 7 heures : diner.

Ces renseignements ont été puisés dans l'ouvrage de M. le Dr Pégurier, de Nice.

Questions. — Sur quels éléments repose le traitement rationnel de la tuberculose ? — Quels sont les médicaments les plus usités ? — Quel rôle joue l'alimentation ? — Quelle est l'influence de l'air pur ? — Comment le malade doit-il prendre le repos ?

DEVOIR. — Une jeune malade part pour la côte d'Azur, vous y allez avec elle ; écrivez à sa famille pour lui dire que votre amie, sous l'heureuse influence du climat et des soins qui lui sont donnés, reprend goût à la vie, au bonheur et que vous comptez sur une parfaite guérison.

PENSÉES. — Quand la maladie frappe à notre porte, faisons tous nos efforts pour guérir nos chers malades ; mais nous ne saurions trop répéter l'excellent conseil qui a inspiré ce livre : il vaut mieux prévenir le mal que de le guérir 1).

(1) M. Labussière, député, maire de Limoges.

202

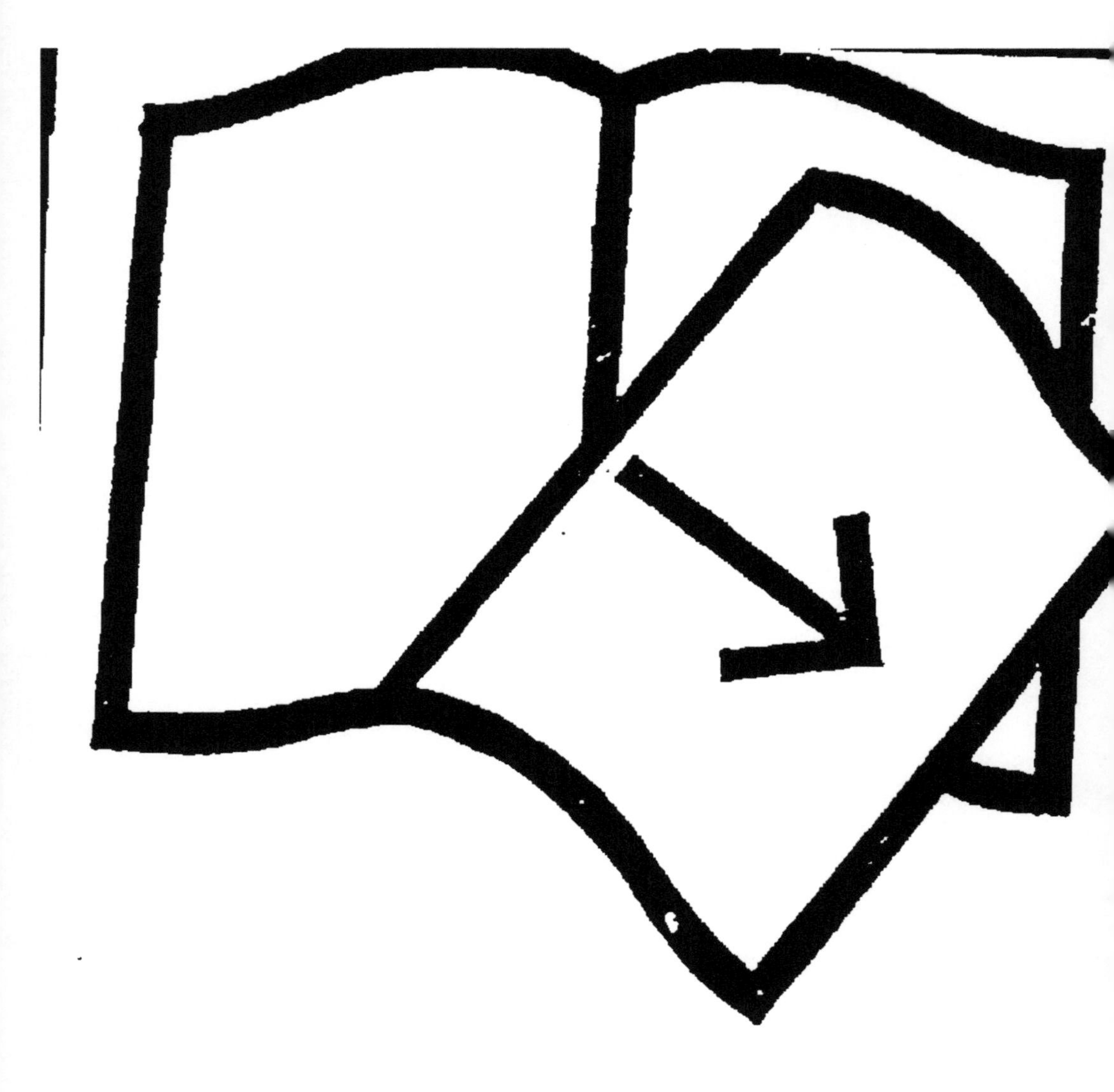

Documents manquants (pages, cahiers...)
NF Z 43-120-13

www.ingramcontent.com/pod-product-compliance
Ingram Content Group UK Ltd.
Pitfield, Milton Keynes, MK11 3LW, UK
UKHW021114140726
13695UKWH00004B/1496